知是派 | 回归常识 重新想象
ZHISHI PAI　COMMON SENSE & IMAGINATION

Closer to
The Heart

说句
心里话2

程蕾蕾 ○著

北京联合出版公司
Beijing United Publishing Co.,Ltd.

图书在版编目（CIP）数据

说句心里话. 2 / 程蕾蕾著. — 北京 ：北京联合出
版公司， 2019. 11
ISBN 978-7-5596-3748-2

Ⅰ.①说… Ⅱ. ①程… Ⅲ.①心脏血管疾病－诊疗－
普及读物 Ⅳ.①R54-49

中国版本图书馆CIP数据核字（2019）第203116号

说句心里话. 2
作　　者：程蕾蕾
选题策划：知　是
责任编辑：孙志文
产品经理：齐文静
特约编辑：王经云
封面设计：门乃婷工作室

北京联合出版公司出版
（北京市西城区德外大街 83 号楼 9 层　　100088）
嘉业印刷（天津）有限公司　　新华书店经销
字数 201 千字　　700 毫米 × 980 毫米　　1/16　　印张 17
2019 年 11 月第 1 版　　2019 年 11 月第 1 次印刷
ISBN 978-7-5596-3748-2
定价 48.00 元

目 录
CONTENTS

老百姓有权知晓医学前沿知识

随着科技进步，疾病诊治模式不断推陈出新。尤其在心血管领域，每年都有新进展。

众所周知，心血管病变疑难、复杂、凶险。心脏作为血液循环的动力泵，一发不可牵，牵之动全身。心脏病与身体其他系统的各种病变均会互相影响，导致其临床处理越发棘手。

譬如，心血管疾病和恶性肿瘤是当前对人们健康威胁最大的两类病变，这两者经常相互勾结，助纣为虐。根据我们复旦大学附属中山医院对本院超过两万例冠状动脉造影病人的资料分析，在罹患冠心病的人群中，同时合并恶性肿瘤的比例高达 2.1%。而根据《中国心血管病报告 2018》，我国目前心血管病病人 3 亿，以此推算，临床实践中恶性肿瘤与心血管病两者协同出现的情况，远远超乎我们的想象。

恶性肿瘤病人接受的化疗、放疗、免疫治疗、靶向治疗等，都不可避免具有一定的心血管毒性，但迄今为止很多人，甚至很多医务工作者对此并不知情。而且，随着我国逐步迈入老龄化社会，癌症病人合并心脏病的情况日趋常见。这两种疾病在治疗时相互牵制，不但用药时需要进行仔细周全的权衡，并且恶性肿瘤的每一步治疗措施，都需要相对健全的心脏功能作为保障。

为了更好地给这部分病人提供医疗援助，一门全新的交叉学科"肿瘤心脏病学"在世界各地蓬勃兴起。肿瘤心脏病学强调各个医学专科协同合作，对合并癌症和心脏病的病人进行多学科讨论，从而给每一位病人制定个体化的合理方案。

时至今日，我们的医学模式依然停留在以疾病划分的层面。但实际上，未来医学的发展趋势一定会从"一个病人分别去看几个专科医生"进展为"数个专科医生联合为多病缠身的病人同时进行诊治"。医学必须以人为本，要把人当作一个综合体全面考虑。

我们复旦大学附属中山医院率先于 2018 年 4 月在华东地区开设了第一个"肿瘤心脏病学多学科联合门诊"。我的学生程蕾蕾主任医师作为该门诊负责人，与同事们一起开展了大量工作，获得了非常良好的社会效益。

在这本《说句心里话 2》中，她用真实深切的笔触，讲述了关于这个联合门诊的故事，呈现了自己近年来致力于肿瘤心脏病学临床和基础研究、对癌症病人合并心脏病情况的独到见解。

这是一本心血管科普故事书。程蕾蕾主任医师从事心血管临床二十多年，积累了丰富的疾病诊治经验。在这本书中，她娓娓讲述了各种常见心血管疾病的科普知识，着重强调了同时罹患恶性肿瘤以及心血管病变者应该如何面对错综复杂的病情。

不过，《说句心里话2》并不是一本常规意义上的科普书。

医学科普既要传播知识，也要有意思。为此，程医师摒弃了常规科普宣教的模式，转而采取了"讲故事"的新颖形式。她将多年行医过程中印象深刻的医患故事——道来，通过生动的真实病例，加深读者对于医学知识的理解。

除了新颖活泼的叙事表达方式，程医师还对书中讲述的心血管知识点进行了严格的筛选。如何通过医学科普教育来提高全民健康素养，已成为医疗卫生部门及全社会亟待解决的重要课题。医学科普，已经不能满足于对于常见病进行简单重复的宣教，我们的老百姓有权知晓最新医学前沿进展。

为此，程医师在书中精心遴选了国内乃至国际心血管领域的最新研究成果和临床治疗进展。譬如，最近发表在世界顶级医学权威杂志《柳叶刀》上的阵发性室上性心动过速自助终止方法、心脏病病人的心理障碍简易评估量表、靶向抗癌药的心肌毒性介绍以及非阻塞性冠状动脉疾病等。

这些领先的医学知识，不但目前民众缺乏有效科普渠道，甚至基层医务人员也需要尽快学习掌握。

医生不是万能的，我们有时治愈，常常帮助，总是安慰。

丹尼尔·笛福在《鲁宾孙漂流记》中写道：事情总是这样的，对危险的恐惧，比起亲眼所见的危险本身来，往往要吓人万分。

对于心脏病，即便无法完全治愈，但如果能够知其所以然，也能极大地鼓舞病人和家属与疾病抗争的勇气和信心。

心血管疾病作为威胁我国人民生命健康的头号杀手，科普工作任重而道远，这本书是程医师为此做出的再一次努力。

这本书中阐述的故事和知识，是我们复旦大学附属中山医院和上海市心血管病研究所全体同人集体智慧的结晶，我在此慎重推荐，希望您开卷有益。

中国科学院　院士

中国心血管健康联盟　主席

复旦大学附属中山医院　心内科主任

上海市心血管病研究所　所长

葛均波

人生至味是喜欢

十几年前有个病人，让我至今难忘。

她是常州人，四十多岁，着装得体。她说自己偶然胸闷，在当地医院做了心脏超声检查，提示右心偏大以及轻度肺动脉高压，来上海出差途经我们医院，顺便复查一下。

我给她做了检查，确实右心房和右心室略大、肺动脉压力稍微增高，但除此之外，没有其他问题。不过，何以解释呢？

反复探查之后，我决定测量一下她的下腔静脉宽度。有些病变不是看一次就能发现的，更不是做一次检查就能明确的。

可是，我刚把超声探头贴紧她的右侧上腹部，整个人惊呆了。

她的肝区散布着十多个大小不一的肿块，像一堆狰狞的眼睛，透过屏幕有恃无恐地注视着、寻衅着，冷酷而无情。

如此典型的"牛眼睛"征象，肯定是恶性肿瘤转移到了肝脏。

因为肝脏充满了肿瘤，导致静脉血液无法顺畅地回流到心脏，所以右心房和右心室增大，继而引发肺动脉高压。

在那个震惊恐惧的瞬间，所有的疑惑都得到了答案。

时间久远，我记不得当时是怎么艰难地跟她作了尽量委婉的解释，让她马上、即刻去看肝肿瘤科。但是，她恍惚而愤怒的表情历时多年依然印刻在我的脑海里。

她仿佛完全无法置信，又好像确认自己已经被命运抛弃。她一边盯着我追问不舍，一边仓皇失措地从包里摸索手机。可能是包太滑，可能是手在抖，也可能是其他原因，"啪嚓"，手机滑脱，再捡起来的时候，手机屏幕破碎得千疮百孔。

很长时间以来，对我这个看心血管的医生而言，癌症仿佛距离很远。人所共知，心脏一般不会长肿瘤。所以，我从来没有想过，有朝一日，我会面对很多很多恶性肿瘤病人。

肿瘤心脏病学，是一门正在兴起的全新交叉学科，主要针对的是肿瘤化疗、放疗、免疫及靶向等治疗引发心脏并发症的诊治，以及为合并心血管病变的癌症病人提供心功能评估和心血管支持。在这个过程中，我们不可避免地也会接触到很多肿瘤转移到心脏的病人，还有各种各样罕见的原发于心脏的良性和恶性肿瘤病人。

从十年前我尝试用心脏超声新技术早期监测恶性肿瘤病人心功能损伤以来，有太多的病人给我留下了难以磨灭的印象。

有一位70岁的肺癌病人，来自江苏兴化。他应用靶向抗肿瘤药之后，血压日夜剧烈波动，虽然肿瘤指标日趋改善，但每个月都要来看高血压。无论春夏秋冬，不管穿什么衣服，他都在领口端端正正地别上一枚毛主席像章。

有一次，我实在忍不住了，问他为何如此喜欢这枚像章。

他举起一只手掌，略带神秘地凑近我的耳朵："程医生，我以前住院的病友，一个一个都走了，不是死在肺癌上面，他们都是心脏不好走的！你不要不相信，我如果没有像章保佑，哪能活到今天！"

还有一个老先生，上海人，白血病。他找我就诊了很多次，我却不知道他的长相。白血病病人特别惧怕感染，他每次来医院的时候都全副武装，口罩、帽子还有手套一样不落。

他的病情不容乐观，最近一次复查，左心房内新冒出一个两厘米的肿块。不管这个肿块与白血病之间存在怎样的关联，心脏内一旦发现肿瘤，都劫数难逃。

为了调节气氛，我举起手机故作轻松地说："来了这么多次，我给你拍张照吧。"

他大手一挥："等一下！"

只见他有条不紊地脱了手套，除下口罩，摘掉帽子，然后，面对着我笔直站立，脸上露出发自肺腑的灿烂笑容："程医生，我晓得自己不来赛（沪语，意为"不行"）了。生死由天，也没有办法。不过，侬要帮我拍照，阿拉上海男人无论如何也要有腔调，拍照片哪能不露出面孔呢?！"

还有一个病人，年老体弱，冠心病多年，三次植入支架，雪上加霜，又发现了右侧肾盂肾癌，长期躺在另一家医院的重症监护室。

衰退虚弱的心功能，让泌尿外科医生止步不前。肿瘤肆意生长，一点一点吞噬着病人的生命，但严重的心脏病，不但让他无法手术，用药也严重局限。

他的女儿和女婿带着病史资料来就诊，我了解病情后，非常抱歉地说，真的无能为力。

姑娘听完开始哭泣，她先生抱着她的肩膀轻声安慰。

忽然，姑娘站立起来，从包里掏出一大捧现金，用尽全身力气摔在桌子上："医生，我不能没有爸爸，这些钱都给你，不够我还有！求求你，救救我爸爸！"

类似于此的故事，我可以连续讲上三天三夜。

鉴于心血管疾病和恶性肿瘤是最为常见的两类危急重症，在现实生活中，它们合并出现的概率，远远大于人们的想象。

但即便到现在，这些病人都没有得到很好的诊治。由于医学专科的划分体制，肿瘤科医生不清楚如何早期监测心血管病变，而心脏科医生又不熟悉抗癌药的应用。很多合并心脏病的癌症病人就这样被不同医院与不同科室反复推诿，求医无门。

我在这本书里记录了一句话："程医生，人们总说当上帝关上门的时候，会打开一扇窗。可是，对于我们这些人，上帝关上门的时候，他就走了！我们被遗忘了！只能一直待在黑暗当中，孤独地等待，可能永远也等不到窗户打开的那一天……"这当中的每一个字、每一个标点符号，都不是我的创造，而是亲耳聆听的血泪控诉。

终于，在同事们的共同努力下，我们总结了前期工作基础，于2018年4月20日，率先开设了华东地区第一个肿瘤心脏病学多学科联合门诊。

多学科联合门诊是一种全新的尝试，与现有的专科诊疗流程相比，更加人性化。合并多种疾病的人不必分头挂号看多个医生，而是不同专科医生会聚在一起，同时为病人探讨、摸索、总结。

这种模式，不仅仅为病人节省了宝贵的时间，方便了重症病人的就医步骤，不同专科医生还从不同角度各抒己见，统一斟酌最后达成的治疗方案，其效果一加一远远大于二。

但是，开设一个崭新的多学科联合门诊困难重重。作为负责人，一开始我的内心万般纠结。因为，我除了是病人眼中的程医生，也是一个家庭主妇，是我女儿Happy的妈妈。

中年妇女是这个社会上压力最大、负荷最重、最焦虑也最犹豫的一个群体。我们头顶工作、家务、孩子等多重大山，每天都被压得胸闷憋气。所以，我与我的同事，几个原本已经疲于奔命的中年妇女，为什么明知山有虎，偏要费时费力、千方百计、破釜沉舟，非得做成这件事？

我想主要是因为，病人的需要是对医生责无旁贷的呼唤。

我们不是天使，但在工作中，职业满足感确实是医生最为强大的驱动力。要成为所谓的好医生，勤奋努力只是充分条件，而必要条件则是好奇心，也就是热爱探究疾病，乐于享受治愈或者改善病人病情之后的那种无与伦比的成就感。

医生如果对职业无法充满热情，再聪明能干也是枉然。是好奇和喜欢，而不是别的，驱动着我们不断进步。

一个医生最拽的时刻，是嘚瑟地在心里对病人说：看，你正是因为遇见了我，才改变了一切！

在我们复旦大学附属中山医院肿瘤心脏病学联合门诊迎接一周年的时候，我用这本书作为纪念。我仅仅用了45天，就写完了这本书。一个半月以来的每个假日和周末，故事和感悟在指尖不断汩汩流淌。

我回忆，我记录，我倾诉。

为了这个联合门诊，所有同事都做出了巨大贡献。在此，我谨感谢葛均波院士高瞻远瞩的指点，感谢每一位咬牙坚持的亲爱同事，尤其是心内科林瑾仪博士、马元吉博士、崔洁博士；心脏超声诊断科舒先红教授、方晓燕博士；药剂科李晓宇副主任药师、吴薇副主任药师、李静副主任药师、王春晖主管药师；肿瘤内科周宇红主任医师、郭曦主治医师、王妍主治医师；心外科王春生教授、李化博士、陆树洋博士；普外科朱玮副主任医师；放疗科曾昭冲教授、章倩博士；心理医学科叶尘宇副主任医师、刘文娟主治医师；检验科王蓓丽副主任技师；放射诊断科恽虹博士；核医学科程登峰研究员；护理部朱军主管护师，以及门诊部各位老师和中国肿瘤心脏病学网CEO王姗姗女士。同时，衷心致谢远在喀什支援边疆的心内科赵刚副主任医师，他在西北边陲对本书进行了全文逐字校对。还有很多名字请恕无法一一列出。

最后，祝愿每一位打开这本书的人，都收获健康和喜乐。

程蕾蕾

-1- 医者不自医？我把自己治好了

我在一阵难以遏制的剧烈咳嗽中醒来，摸到床头柜上的手机摁了一下，三点十分。心里有点开心，这一波咳嗽真的快好了，昨晚是十点不到就上床的，连续睡了六个多小时没咳了呢！上个星期老毛病发作的时候，几乎每隔两三个小时我就会被拥堵在喉头的痰液弄醒。

可是，我居然再也睡不着了，辗转反侧。

从二十多年前当住院医生算起，还从来没有一次门诊让我如此犹豫，心里没底。再过四五个小时，我们就要正式开诊了。但此时此刻，我依然追问自己，真的一定要做这件事吗？

今天上午的就诊流程事先跟二娘商量了好几遍。二娘姓孙，是我大学同班同学，虽然是个土生土长的上海人，但耿直、豪爽、不拘小节，"孙二娘"这个名号从大学流传至今。二娘这些年来一直在临床一线摸爬滚打，有她在，我们就有底气，只是不知道二娘能坚持多久。先走一步看一步吧，至少她答应前面几次一定会帮我。

汤英丽这回很给力。我原先担心这个新门诊病人太复杂，虽然挂号费600块，但一个个掏出来的病史资料都是厚厚的一沓，在桌子上堆几厘米毫不稀奇，一个上午其实看不了几个病人，没啥门诊费，英丽多半不愿意。

汤英丽的业务能力有目共睹，不过她那么聪明，不管啥都能算出一笔账。我们是同乡，我对她还是知根知底的，捞不着好处的事情，她一般迅速撇得门儿清。不过，上周去找英丽面谈，我刚讲清楚设立这个新门诊的原委，她当即非常爽快地答应了，还说多学科联合门诊一定是今后发展的趋势，谢谢我拉她一起抢占先机。我内心狂喜，英丽是药剂科独当一面的主任药师，无论心血管药还是抗肿瘤药，样样如数家珍，我们的联合门诊有她这样专业过硬的药师坐镇，那就稳了！

英丽的允诺让我心情舒展，那天难得放松，我跟她也确实挺长时间没碰面，讲完开设联合门诊的事，我俩意犹未尽，索性靠在药库门口朝南的窗户底下谈了会儿心。英丽比以前健谈，她原本不太喜欢讲她自己的事情，但那次说了很多家长里短。从她老妈生病、她弟弟生病一直讲到她女儿小蓓的教育，说她今年过年以来心思全部放在小蓓身上，小蓓以前确实是被大人惯坏了，现在必须把她给扭转过来。

"性格的培养比做功课还重要！"英丽说她现在每天无论多累，晚上都坚持临睡前陪小蓓躺上十分钟，"你别说，蕾蕾，每天就聊这么一会儿，很能拉近母女距离！"我说："是啊，Happy 小的时候特别喜欢搂着我睡觉。她那时候讲的一句话我迄今时常想起：'妈妈，我们脸对脸睡好不好？再靠近一点，我们互相呼吸对方呼出来的空气！'"

不过现在想起这句话，有时候我会心酸。父母能给孩子最好的就是时间，但是人到中年实在太忙了。Happy 上幼儿园的时候，晚上明明给她铺好了小床，她非要拱到大床上挤在我跟老刘当中，一张小嘴嘀嘀咕咕个没完。先是用胖乎乎、热烘烘的小手在我的脸颊上轻轻捏来捏去，过一会儿就呼呼熟睡，在枕头上淌出一串哈喇子。然而，仿佛一眨眼的工夫，她已经比我高出半个头，再有两个多月就要中考了。上了高中她很可能住校，我连想都还没开始想，女儿离开我们的日子其实就在眼前了。

一想到这一点，我这个当老妈的心里就空落落的，想方设法要跟她多交流。但中年女医生的时间并不属于自己，门诊、论文、课题和研究生充斥着我每天的每个时间段。所以，虽然前面一直忙乎各种筹备，但对于是否要开展这个新门诊，我从来没有停止过纠结，用三步一回首来形容都不为过。我对英丽下决心："如果这次新门诊开张顺利，我也每天晚上陪Happy 躺在床上说说话，其他事情统统放下！"

英丽笑笑说："别放啦，你不可能放下的。有些事情一旦启动，人就变成了事情的一部分，停不下来的。要我说，你该干吗就干吗，多头并进，见缝插针跟女儿交流交流，说不定能给你带来灵感呢。"我说："这倒是，她现在知道的可多了，经常嘲笑我老土。"

英丽接着又问我，Happy 初三功课紧张是不是还在学吉他。我叹口气说，没办法，她喜欢。她每天晚上做功课到那么晚，还要弹吉他，我实在心疼，还不能多说，稍微多讲两句她就嫌烦。英丽说，小蓓还不是一样，她在房间写作业，她奶奶想进去端茶送水，得先在门口仔细窥探一番，凑她的心情。"跟童养媳一样的！"英丽一边形容，一边还模仿小蓓奶奶弯腰从门缝偷看的姿势，惹得我哈哈大笑。

结束的时候，英丽再次喂我吃定心丸，她说："蕾蕾，你大胆地往前走吧，至少我跟二娘会顶你！”说完她眨了眨眼睛，“他强由他强。”我立即会意：“清风拂山岗！”暖洋洋的光线照射在身上，我们仿佛重新回到了大学时光。那时候我用稿费买齐了全套金庸的小说，《九阳真经》里的这句话曾经天天挂在我们的嘴上。

睡不着……还有彭明香……真是造化弄人，想当年，彭老师到医学院给我们上大课，她往讲台上一站，后排的男生都争先恐后往前挤。二娘不专心听讲，一左一右拽着我和英丽小声嘀咕，说这个女老师不就是皮肤白一点，其他有啥特别的？真搞不懂这些男生，还给她起了个绰号叫“彭香妃”！

二十多年过去了，彭老师依然肌肤胜雪，可能是天妒红颜吧，从去年到现在，让她遭了这么大的罪。上周给她打电话，她的回答模棱两可，说：“如果可以的话，我就加入你们这个门诊。”这么一来我就不能强求了……可是她不到场，虽然有评估量表，但我跟二娘毕竟不够专业……

越想心里越烦。

老刘鼾声如雷。我气恼地踢了他一脚。老刘翻了个身，没醒。

男人来自火星，女人来自金星。女人不管以前是婉约派还是豪放派，一旦生了孩子当了妈，统统变成操心派。而男人呢，他们永远不会长大，充其量只会在生理上变老。除非，他的小孩面临中考。

我前天刚刚跟二娘感叹，小孩的学习是中年婚姻最强烈的黏合剂，我们现在是三人一条心，举家迎中考。可是昨晚又跟老刘吵了一架。

昨天他难得准时回家，我一边做饭，一边安排他看看 Happy 这次数学月考的卷子，把需要捡漏补差的题目摘抄下来，让 Happy 重新练习。老刘哼唧哼唧答应得模棱两可。

等我饭快烧好的时候，忽然听到老刘在客厅里跟谁说话，一边说一边不断提高嗓门儿："我是 Happy 爸爸！现在唱首歌！咦，怎么不唱？戆度（沪语：傻瓜）啊？唱呀！《十年》，陈奕迅的《十年》！"

我关上煤气，擦了擦手，一打开厨房门，雷鸣般的音乐敲打耳膜，老刘对着钢琴手舞足蹈："哈哈，终于唱了！"

我仔细一看，桌子上和地上散乱地堆放着包装盒和撕开的塑料纸。老刘把原先放在钢琴上的玩具小熊胡乱丢在琴凳上，在那个位置另外放了一个东西。就是那玩意儿释放出陈奕迅的歌声，声音响得能吵死人："成千上万个门口，总有一个人要先走……"

看样子 Happy 的月考卷子肯定没弄。我正酝酿着这次发飙达到什么级别比较合适，老刘一把拉过我，对着那个方方的玩意儿说道："好了，Happy 妈妈来了！"

随着老刘话音落下，"陈奕迅"戛然而止，响起一个温柔的女声："好的！现在为您播放《数蛤蟆》！"

老刘说："不对不对！不要《数蛤蟆》，这是 Happy 妈妈！"

原来，他新买了一个智能语音音箱，快递一到，就急不可耐地捣饬起来。

老刘意犹未尽："来呀，Happy 妈妈，你要听什么歌？"

我没好气地说："听什么听，吃饭！"

老刘吃饭的时候也不消停，先是不断介绍这个智能语音音箱的各种功能，后用胳膊肘顶他女儿："Happy，老爸明天早上不用手机闹铃了。哈哈，我有智能语音！"

我给 Happy 夹了一块牛肉："明天妈妈早十分钟喊你。明天要开新门诊，妈妈要早点去医院。"然后问老刘，"你看过数学月考卷子了吗？"

他满不在乎："多大的人了，自己不会弄啊？"

我摇摇头，都说中国现在是"丧偶式教育"，我们家也差不离。当爹的偶然也会说中考很重要，但是他历来只管大政方针，别想看到具体落实的身影。结婚这么多年，我们早就知己知彼，我要是再说下去，老刘肯定又要搬出他的老一套："我们那会儿家里谁管？不也念得挺好的！"

尽管明知多说无益，我还是忍不住："别听网上说现在没人报考医学院，我都打听清楚了，临床的分数还是很高！下午韩妈说，如果高考想进复旦或交大医学院，高中必须上'四大''八大'！"韩妈者，Happy 的班主任兼语文老师也。家有初三娃，我老早把上海滩的"四大天王"和"八大金刚"摸得一清二楚。"四大天王"指的是最顶级的上海中学、华师大二附中、复旦附中和交大附中，接下去是南洋模范中学等八所超级厉害的市重点高中，加在一起十二大，没一家的门槛是能随便迈进的。

吃完晚饭，我围上围裙马不停蹄地擦洗收拾。

老刘跟个大爷似的，端着他的茶杯踱到厨房里，舒适地靠着柜子处理他的网上问诊。最近几年，网络问诊蓬勃发展。我一开始对这些不是很感冒，觉得自己每次门诊病人都来不及看，还接什么网上问诊。这点老刘倒是很敏锐，他说人随着年纪增长，要不断接受新鲜事物。如果不能发现最合适的方向，汗珠子摔八瓣也是白搭。"打败一个人的未必是他的对手，而是时代。"信息网络化是大势所趋，医学也会逐步向互联网靠拢。如果我们不能与时俱进，一步跟不上，可能就会误过几班车，最后必然被淘汰。

不过，开通网上诊疗业务一两年来，我觉得现在的网上问诊平台还是存在明显缺陷的。概而言之，就是专业性不够。医学需要缜密的逻辑思维，但病人或家属描述的病情以及上传的资料往往凌乱不全，所以网上问诊多数只能浅尝辄止，很难深入。尤其对我那些既有恶性肿瘤又有心血管病变的病人，缺乏系统的前期检查资料，有时候即使很想帮他们，却英雄没有用武之地。

当然，这些一定会逐步改进。这不，随着我们肿瘤心脏病学多学科联合门诊即将开张，门诊部同时征求我们的意见，想让我跟二娘好好组织大家，将这个联合门诊作为试点推进试行我们医院第一个在线多学科会诊 APP。

按照门诊部和合作公司的设想，这个 APP 可以在电脑上应用，也可以下载到手机上。光看形式，跟其他网上问诊平台差不多。但实际上它与目前的网上问诊平台有着天壤之别。因为，这个 APP 如果从医生端口登录，可以直接调看医院的电子病历系统，对于随访病人，一举解决了病人和家属讲不清楚、医生无法了解到位的"瓶颈"，不啻于将网上问诊从三维世界直接拔高到四维空间！

我跟二娘乍一听闻，四只眼睛炯炯放光，不过光芒转瞬即逝。专业问诊 APP 当然好，但筹备的难度也同比例提升。我对开新门诊还一直心里打鼓，如果同时再弄网上 APP，那娃咋办？家里咋办？ Happy 正面临中考，韩妈每天在班级群里发送倒计时，让人看了心惊胆战。

而这一切，对于爸爸而言只是浮云。老刘处理好手机问诊，慢条斯理地说："哎，你上次说门诊部让你们同时筹备手机 APP？"

"嗯。"

"这个绝对有戏，你想想，这样病人随访多方便！特别是外地的重病人，不用每次都跑到上海来。"

"嗯。"这是肯定的，尤其对于多病缠身的病人。

我洗完碗，拧干抹布，刚想跟老刘倾诉我的烦恼，他话锋一转："你跟二娘搞的这个，实话实说，还不错——不过，你就不能等 Happy 中考结束吗？也就两个月了，非得在这个节骨眼儿上开？"

我怒从心头起，把抹布往水斗里一扔："都是医生，凭啥你每天除了开刀看病其余啥都不干？我每天一样在医院累成狗，你工作上的压力我都有，我还同时做家务、管孩子。几个中年妇女从头开设一个全新的多学科联合门诊，我们折腾到现在容易吗？你不配合，反而泼冷水？ Happy 又不是我单性繁殖弄出来的，养不教，乃父之过！"

老刘居然振振有词："她不听我的！还不是都怪你总骂我，我这个爹在小孩面前一点都没权威性！"

一派胡言，胡乱栽赃！我恶狠狠地瞪了他两眼，重新捡起了抹布。永远不要跟男人讲道理，否则气死的还是自己。结婚这么多年，我终于想明白一件事，那就是女人必须靠自己拿主意。

想到这里，我更加睡不着了。联合门诊可是一种全新的形式。

大家都有到医院看病的经历，看病第一步得根据病情挂号，分为心脏内科、消化科、呼吸科、普外科等。每个科室的侧重点不同，不同疾病由不同医生看，相互之间很少交叉。

而联合门诊则不同，多学科联合门诊是对现有诊疗模式的改进组合，将"病人多次挂号找专科医生看不同的病"更替为"多个专科医生同时为身患多种疾病的病人进行诊治"。这肯定是最合理的方式，因为人是一个完整的有机体，很多病人都身患不止一种病，让多位专科医生同时从不同角度为病人联合看病，不但能让病人省却反复奔波之苦，而且也有助于学科融合，使得疗效一加一大于二。

但是，联合门诊实施起来很难。首先，涉及多个科室人员，时间统筹调配是个大问题；其次，诊疗费如何收取？收费贵了，病人难以承受，收费不到位，无法维持良性循环；更重要的是，联合门诊根本没有先例可以参考学习，我们得白手起家从头摸索。而 Happy，距离中考确实只有两个月了，箭在弦上。想起下午韩妈说的"是非功过在此一举"，我更加睡不着了。

韩妈是一位带过十多届毕业班的"老法师"，体态丰满，嗓音洪亮，要求严格，超级敬业，年纪大致跟我和二娘差不多。"韩妈"这个尊称一届流传一届，孩子们对她又怕又爱，我们则对韩妈无比敬畏。

Happy 这次月考成绩不是很理想，韩妈对我的表现不满意，特意致电："Happy 妈妈，我知道你是医生，中山医院的心脏科最有名，你病人多，很忙。"简单铺垫之后，韩妈的语气急转直下，"可是，病人你不看，还会有其他医生看。而 Happy 只有你一个妈！孩子如果错过花开，你以后追悔莫及！我劝你最近两个月把这些事情都放下，全力以赴配合小孩中考！"

唉……我在黑暗中不停叹气，如果韩妈知道我不但没有悔过自新，反而按照计划牵头开设新门诊，如果她再知道多点儿关于这个联合门诊的烦琐、压力和责任，说不定会冲到中山医院给我来个现场耳提面命。

但是，病人已经预约，再过几个小时就要开诊，我也箭在弦上了。

今天上午一共预约了六个病人。

医生其实不太记得住病人的名字，除非是多次打交道的老病人。但这是一次开张啊，我昨天把预约病人名单看了又看。

第三个病人是梁疏影，她都记不清跟我和二娘报到过多少次了，我们现在连她妈妈都很熟悉。越是熟悉，越是头疼。她最终还是要离婚？虽说在她身上发生的事情搁谁身上都受不了，可毕竟还有孩子，感情的事儿一牵涉到小孩，就没办法非得分那么清楚。再说，离婚也改变不了她得病的事实……

还有那个火小弟，预约了第二个。他还想咋地？我都自掏腰包给他赔钱了，他居然还约我看病，也够可以的！昨天陶星宇一看到这个名字，气不打一处来，开口大声嚷嚷："这个老头儿还有脸再来？程老师，我们把他撵出去！"小陶今年研究生二年级，他的脾气我都唠叨一年多了，看样子我这个当老师的还得继续"诲他不倦"，医生看病切忌带着个人情绪。不过，火小弟不是总强调自己是一个可怜的退休工人吗？他怎么知道我们今天有新门诊？

翻来覆去，思绪万千。不行不行，我还是得睡着，这六个病人的心脏我跟二娘久经沙场没啥担心的，可他们都还有肿瘤呢！肿瘤加上心脏病，每一个都要集中精力。

我一边躺平，一边从床头柜抽屉里摸出眼罩。

光线强弱会影响睡眠。其实，人除了左右双眼，还有第三只眼睛也能感知光线，那就是松果体。在漫长的进化历程中，人类的松果体变成了一个跟花生米差不多大的小腺体，隐藏在第三脑室顶部。它的具体位置，就是二郎神第三只眼睛的那个地方，只不过没露出来。松果体会分泌褪黑素，这种激素与睡眠息息相关。眼罩不但能遮挡眼睛，也能遮蔽松果体，所以能够帮助入睡。不过，这只是我的个人观点，但在我自己身上挺有效。

医生总是会用专业知识，在自己身上进行实践。比如这个咳嗽顽疾，如果我自己不是医生，能不能找出病因还真不好说。

我从小特别容易咳嗽，不知道吃了多少冰糖雪梨，也不见效。每次咳嗽发作的剧烈程度，跟机关枪有的一拼，骤然发作，周而复始，绵延数周乃至数月。最惨烈的一次，是一边捂着嘴巴剧咳，一边终于打到了出租车。结果，上车开出五百米，司机师傅说："你下车吧，你赶紧去看急诊吧，喏，你刚才上车的地方就是中山医院！"手足无措的我被丢在路边，可怜巴巴地看着司机师傅摇下所有车窗之后扬长而去。忽然醒悟过来，刚才怎么没跟他说，我这个咳嗽不传染，我也不用看急诊，我自己就是医生，我可以给他看工作证！

感染、吸入物质、过敏、空气污染、药物等都会引发咳嗽。举个例子，比如有一种常用的血管紧张素酶抑制剂类降压药，诸如培哚普利、依那普利、贝那普利、雷米普利等，服用这种"普利"类降压药后，约十分之一的人会出现不明原因的干咳。如果干咳无法忍受，那就得请医生调整降压药。我因为自己对咳嗽特别敏感，所以开药时一定会关照病人药物的这个副作用。"普利"类降压药导致干咳其实也没事，停药之后会自然缓解，用不着看呼吸科。

而我自己的咳嗽就不那么简单了。

迁延反复的咳嗽让我苦恼不已。有一次，我好不容易找了个空隙跑去门诊，一边剧咳，一边脸上还顶着两块红斑。

呼吸科同事怜悯地看着我："你是过敏体质呀！"

我点点头："对对，我特别容易过敏，春天去郊游，得揣上氯雷他定。"

"那就吸点激素吧！"同事马上低头写处方，"你呀，气道高敏！其实就是咳嗽变异性哮喘！只不过没到哮喘的程度！"

就这样，我戴着"咳嗽变异性哮喘"的帽子时好时坏地过了好几年。

那时候还年轻，只要跟老刘吵架，我就双手叉腰："我是咳嗽变异性哮喘！你还跟我吵架！"老刘一听这茬马上气馁，悻悻地不服气："你哮喘咋中气还那么足?！"

可是我的这个"咳嗽变异性哮喘"吧，发作起来捉摸不定。春天花粉多，但也不是每个春天都会发作；风和日丽的秋天，我好好地在家洗洗涮涮，居然也会莫名其妙来一场咳嗽。应该是过敏跟疲劳相互关联，我得尽量让自己养尊处优。

但是，依然没能过上安稳的日子。

自打我女儿 Happy 出生，我发现"如何让一个有娃的女医生得到充分休息"纯粹是一个伪命题。在工作、家务和照看小孩的多重压力之下，我成功地变成了一个移动的噪声制造机。鼎盛时期，一年中有一半时间在不停咳嗽。

我一边哀叹自己命运不济，一边又觉得不太对头。为什么我总是会突如其来地一阵呛咳呢？在 Happy 蹒跚学步的时候，我下定决心把自己诊断清楚，娃还小，我不能倒。我挤出时间去做肺部 CT，除了长期咳嗽引发的肺纹理增粗，其余都很好。紧接着，我去做了个支气管舒张试验，结果显示完全正常，这就让我更加疑惑了。咳嗽变异性哮喘，属于"不典型哮喘"，是气道的一种慢性过敏反应炎症性疾病，大多具有"日轻夜重"和季节性加重的特点，应用各种镇咳药物和抗炎药物疗效欠佳，同时伴有支气管激发试验或支气管舒张试验等异常。我不符合，我的咳嗽是一种阵发性的奇怪呛咳。

一定另有隐情！

-2- 只有不到 30% 的疾病能被正确诊治

咳嗽，不一定都是肺或者气管出了问题，鼻窦炎也会导致咳嗽。鼻窦炎引发的反复咳嗽，在咳嗽病因中占据四成。鼻窦炎与过敏、感染和疲劳有关，我随即跑去做了头颅 CT。查下来我确实双侧上颌窦内膜增厚，以右侧最为明显。"但这点内膜增厚，渗出很少的，不应该像你这么咳嗽。"放射科的同事看着我摇摇头。

线索中断了。

反复呛咳，少量白色黏液痰，肺部和支气管没查出问题，上颌窦内膜轻度增厚，如果不是上颌窦炎引发的咳嗽，那还能是什么呢？我百思不得其解。

直至有一天，我爸妈来上海看 Happy，住在我家。清早，我听到我老爸在卫生间一边刷牙一边咳嗽。

我的脑海里闪过一道亮光。怎么忘了这茬，我老爸也很容易咳嗽！不过我老爸以前抽烟，以前我理所当然地认为他支气管会有点问题。可是，除了这个，还会不会有其他因素呢?

医生诊断疾病的时候,一定会询问家族史。很多病变与家族遗传有关,比如高血压就有明显的遗传倾向,人群中至少有 20% ~ 40% 的血压异常是遗传决定的。根据统计,如果父母双方都没有高血压,其子女发生高血压的概率仅为 3%,而如果父母双方均有高血压,其子女发生高血压的概率则高达 46%!所以,如果爸爸妈妈有高血压,他们的孩子一旦头晕、头痛,就应当警惕是否发生了高血压。

那天吃早饭的时候,我问老爸什么时候开始咳嗽的。

老爸说:"我小时候就容易鼻塞、咳嗽,年轻的时候每次体检都说我鼻子有问题!"

线索开始一点一点显露,仿佛一块落入水中的硬币。水畔花红柳绿,水面波光粼粼,水中游鱼嬉戏,水底荇草摇曳,只有摒弃所有干扰,定睛屏气努力观察,才能看清那枚硬币的花纹和数字。

我诊断我自己是"鼻后滴漏综合征"。

人咽喉部的解剖极其复杂,除了嘴巴、鼻子、食管和气管与咽喉部相通,还有四对中空的鼻窦,分别为额窦、上颌窦、蝶窦和筛窦,也都与鼻道相通、间接与咽喉部相通。有些人这个地方的解剖略有瑕疵,鼻窦发生炎症的时候,分泌物不是通过鼻孔流出,反而往后倒流到咽喉部,就会引起慢性咳嗽,主要特点是咽喉部总有黏痰附着感,多数合并过敏。鼻后滴漏综合征是成人慢性咳嗽最常见的病因,在儿童中是引起慢性咳嗽的第二常见的原因。

我觉得,我可能是遗传了我老爸的鼻子,我们家祖传的鼻咽部解剖不太正常。

想到这里,我又跑到耳鼻喉科。可是,我实在太敏感了,耳鼻喉科的同事尝试了好几次,也没办法看清楚我的咽喉。

那么，接下去该怎么办？

一不做，二不休，我决定采取"诊断性治疗"。众所周知，对症下药最有效。但是，如果对诊断还没有十分把握，又无法进一步明确的时候，也可以先按照医生的推断采取措施，如果能够奏效，那么在治疗的同时，也能反过来明确对疾病的诊断。

既然我诊断自己是上颌窦炎引发的鼻后滴漏，那么就要采取抗感染、抗过敏、畅通鼻腔的方法。结果，过了一周，我的咳嗽症状真的明显改善了！

这件事，在我后来的行医生涯中留下了难以磨灭的烙印。看病，绝不是黑白分明，而要跟破案一样，在各种纷繁芜杂的表象中去伪存真，仔细剖析，不断验证，才能抓住真正的元凶。

据说，在现实生活中，医生能正确诊断并治疗的病人，不足 30%！虽然这个数值有待进一步认证，但疾病的诊治是一个非常复杂的过程，这是板上钉钉的事实。

我东想西想，一会儿又想到了梁疏影。如果明香不来，那我跟二娘对她的高血压的猜测就无法证实，那……

打住！不能想病人。

联合门诊跟常规看病不一样，常规看病是一个医生和一个病人面对面，而联合门诊的病人要经多个医生诊治，必须事先制定流程。我们设计的第一步，是采用最新的心脏超声技术检测心功能。陶星宇这孩子做事很踏实，这次出了不少力。可是，他为啥非要修改我给他定好的课题方案呢？中药真的不适合！不是说我们西医看不起中医，但中医的系统性有待考证，如果不能阐述药物作用机理，那只能稀里糊涂地来，再稀里糊涂地去。不但无法保证疗效，也没办法写论文呀，没办法写论文，小陶怎么毕业呢？这件事也是我这几天的烦恼，我好不容易想出来一个折中的方法，上午瞅个空隙跟小陶说。研究生一共就三年，别管我这个当老师的啰唆武断，没有像样的论文，毕业去向就会成问题。那时候你就不会终生把我当"妈"了！

我又翻了个身。不行，也不能想小陶！

还是数羊吧。

迷迷糊糊的意识中，回想起大学时光。上中医针灸课的时候，老师说，为啥古代女子很少有近视眼？她们虽然不怎么念书，但是天天穿针引线呀。那是因为她们都戴耳环！耳垂正中有眼穴，戴耳环经常摩擦这个位置，对视力绝对有益。

还记得那天下课之后，我们十几个女同学结伴跑去徐家汇，在第六百货的二楼排队打了耳洞。二娘最逗，轮到她的时候，梁山女汉子居然瑟瑟发抖，企图临阵脱逃。我跟汤英丽一左一右摁住她，啪啪两枪，耳钉都穿上了，二娘还闭着眼睛鬼哭狼嚎，笑得我们肚子疼。这一晃，二十多年过去了。恍惚之间，再一次意识到自己已经是不折不扣的中年妇女了。

中年妇女，多么难以消化的一个名词。

老刘在我耳畔打着呼噜，我内心的纠结再度浮现。

医生这个职业，不停地跟人打交道。韶华岁月，最后变成了一张又一张病人的脸庞。人有的时候很难意识到自己的年龄。比如冠心病，那还不是中老年人得的！但是，不知不觉中岁月流逝，越来越多的病人让我突然意识到，咦，这个心肌梗死，比我还小一岁呢！用二娘的话来说：娘了个冬菜，我啥都还没干呢，怎么都年近半百了?！

就要天亮了，曙光侵蚀着黑暗，屋顶白色的吸顶灯隐约可见。我在心里再度询问自己：一个年近半百的中年妇女，孩子即将面临中考，非要牵头开一个全新的联合门诊吗？

-3- 上帝关上了门，却没打开窗

我终究再也没睡着，在闹铃响的前一分钟，也就是五点二十九分起床。

每天早上是一天当中最紧张的时刻。我先自己刷牙洗脸，然后冲进厨房准备早饭。每天早上吃啥必须前一天就想好，否则肯定"兵荒马乱"。Happy 正在长身体，吃啥可不能马虎。今天换个花样，烧荠菜鲜肉大馄饨，水滚了下馄饨，三只汤碗中依次放酱油、麻油、葱花、紫菜，然后撒上一点胡椒粉调鲜味。以前形势没这么紧张，馄饨的汤料中还有小虾皮和蛋丝，现在实在顾不上了。

自从 Happy 上了初中，我们家水准下降的不只是馄饨汤料，还有整体生活质量。

尽管早有耳闻，但随着一次又一次跟老师的交流、期中和期末考试各种排名，以及频率逐渐递增的家长会，我深刻地看清楚了什么才是悬挂在中年妇女头顶的达摩克利斯之剑。寒气逼人的利剑不止一把，最锋利的叫作"中考"。

初中毕业是一道分水岭，有些孩子出国求学或者上国际高中，比如二娘的女儿赵蓁蓁，但我们暂时没有让 Happy 出国的打算，只能跟着千军万马冲向中考这座独木桥。

二娘家的蓁蓁比 Happy 大两天，两个小姑娘从幼儿园一直同班到半年前。

二娘从蓁蓁上小学开始就有送她出国念书的心思，她家老赵并不赞同。但二娘坚决认为目前国内的教育已经让人身心俱疲，她实在不想让女儿在国内"看电影"。

"看电影"是韩妈的术语。孩子上学，原本跟去电影院一样，只要大家都根据票号入座，无论前后左右，都能看到电影。但是，现在总有一些孩子站起来看。他们这么一站，后面的小孩就看不见了，也只好跟着站起来。站得多了，电影院的秩序就乱了，有些人索性站在椅子上，否则啥都看不见。这个比方形象地说明了现在的教育状态，如果每天只是上课下课却不补课，除非孩子天赋异禀，否则功课肯定跟不上趟。像我们这种忙忙碌碌的医生，孩子小的时候嗤笑别人的小朋友幼儿园就上"金宝贝计划"和学而思，到了初中内心抓狂无比，我们可都是堂堂博士毕业啊，孩子带回家的数学题目，我跟老刘面对面讨论一晚上也大眼瞪小眼！

在病人眼里，医生就是医生。但医生也是人，也有七情六欲，我们也经常被生活中的各种烦恼羁绊。

我怀孕的时候，Happy 在肚子里非常不老实，临近生产的时候，越发不安分。我跟老刘那时候的娱乐活动之一，就是我腆着肚子躺在沙发上，老刘盯着我的肚子，不一会儿这里鼓出一个小包，再过一会儿那里又鼓出一个小包，看得老刘这个新晋奶爸激动得不行。

哪怕我上班，她也不消停。有一回，我正在给一个病人做心脏超声，Happy 在肚子里可能无聊了，不停用脚蹬踹，持久反复，而且还超有规律，持续十多分钟之后，我实在吃不消了："喂，你不要动了行不行？"跟着我打报告的进修医生立即呵斥躺在床上的病人："你做检查要保持安静！动来动去医生看不清楚！"

虽然医生会尽量控制在工作中不带入自己的情绪，但有时候实在难以避免。比如，我对自己带的研究生历来要求严格，总是希望他们学习更加主动一些，做实验更加上心一些，写论文更加规范一些，但自从 Happy 上了初中，情况就不一样了。

举个例子，陶星宇写好论文发给我修改，我看了两行刚想发飙：这个陶星宇，看我不把他臭骂一通，英文最基本的语法都会出错！抓起电话，转念一想，小陶入学的时候分数好高呀，他能考取复旦大学呢，而我的 Happy……

二娘家蓁蓁的数学天赋更差，小姑娘从三年级开始不是在上学而思，就是在去学而思的路上，念到初中稍不小心数学依然挂科。每次成绩一出来，悲催的二娘就要跟我念叨一番："这个数学成绩，考不上高中哪能办（沪语：怎么办）呀？"不了解的人都认为上海小囡读书条件优越，却不知道上海孩子考试竞争的残酷程度丝毫不比其他地方逊色。每年中考，有接近一半的上海小孩进不了高中校门。

二娘的决心越来越坚定，老赵不同意又怎样，随他腹诽去。经过全方位咨询、调研和考察，蓁蓁在上学期开学的时候，飞往波士顿的一家住宿制女校入学。我们一开始比较担心，毕竟孩子才 14 岁。但蓁蓁适应能力非常强，去年圣诞节，小姑娘不用家长接，独自飞回上海，举止谈吐一下子变得成熟起来，当即把还在爸妈羽翼呵护之下的 Happy 给比了下去。

我感慨地对着二娘说："看样子对小孩还是得放手！"

没想到二娘长吁短叹，说蓁蓁暂时不怎么操心了，但老赵越来越不省事！

半年前，他们一家三口从浦东机场出发，降落波士顿之后，顺利交接网上预约的租车，先在附近游玩了一番，然后把孩子送进学校，各种手续也是按部就班。蓁蓁笑嘻嘻地挥手跟爸爸妈妈告别。二娘心中难舍难分，但老赵面色如常，她狠心忍住英雄泪，夫妻二人打道回府。

飞机降落，驱车回家的路上，二娘总算心情慢慢缓解，她想这半个月家里没人，先得简单搞一下卫生，第二天再把球球从外婆家接回来。球球是蓁蓁养的小泰迪，圆滚滚的小狗又聪明又调皮。就因为球球，Happy 一直说二娘才是好妈妈，而我算不上。

结果，人生真是计划赶不上变化。老赵在这半个月过程中，一直尽职尽力，不说不该说的话，只做应该做的事。谁能料到，就当他们出了电梯，二娘好不容易从包里摸索着掏出钥匙打开家门，老赵突然悲怆地喊了一声"蓁蓁"，随即号啕大哭，泪流不止。

二娘被吓了一跳，赶紧把他拉到家中，老赵哭得更加肆意。"一边哭，一边还骂人！"二娘跟我说起的时候，又是呲嘴又是摇头，"他说：'都怪你，都怪你！阿拉囡囡才这么点大，你就狠心把她送到那么远的地方去！'"

我也愣住了，虽说老赵是"女儿奴"我们地球人都知道，但来这么一出，还真需要点儿想象力。

"可怜的老赵。"我只好说。

"还有呢！"二娘又气又笑，"他越哭越凶，一屁股坐在客厅地板上，眼泪鼻涕一大把，说：'你看这个家还像家吗?! 不但小孩送走了，连条狗都没有！'"

我听了忍不住哈哈大笑，这个老赵，还真有一手！

让二娘心烦意乱的是，老赵的发作不是一过性的，而是不断挑衅滋事，隔三岔五发脾气。二娘每天跟女儿微信视频，蓁蓁秀学校的午餐，主食是色泽鲜艳的比萨，还有蓁蓁最喜欢的奶油土豆泥，娘儿俩正聊得开心呢，老赵在旁边冷不丁来一句："有啥好的，外国全都是垃圾食品！"

"还让不让中年妇女活了？你说，老赵是不是更年期了？男的也有更年期的。"二娘说，原本就觉得小的难弄，结果小的走了老的更难弄。不过她也理解老赵，朝夕相处的女儿一下子远隔万里，当爸爸的吃不消。另外，老赵是搞计算机的，到了这个年龄在公司里不上不下，位置微妙尴尬，确实也不舒服。总而言之，别人空巢寂寞无聊，二娘家孩子走了依然火爆。二娘原本为了蓁蓁和家里老人各种事情已经放弃了工作上的追求，好不容易熬到现在，但看样子人生每个阶段都有烦恼，别指望会有空窗期。

家家都有一本难念的经，我们家是另一种风情。

我脚不沾地做早饭，喊 Happy 起床，烧水泡茶，一切停当之后，咦，老刘人呢？

糟糕，他睡过头了！我冲进卧室，老刘居然还在打呼噜！我"恶从胆边生"，一边掀被子，一边河东狮吼："几点了？你看看几点了?!"

老刘瞬间惊醒，火速起床："哎呀，音箱失效了！咋没喊我呢？"

男人的心态女人是很难理解的。尽管昨晚闹得不开心，尽管他眼看着就要迟到，但这些都不能妨碍老刘呼哧呼哧把馄饨吃个底朝天，然后父女俩互相拽拉着一起出门。他得开车先送 Happy 去校车点，然后再去上班。

老婆脸色这么难看，他置若罔闻，站在门口一边穿鞋，一边对我说："你今天搞个差不多就行了，再去配点药！女人咳多了会尿失禁的！别逞能啦，你都多大岁数了！要是放到古代，你老早当外婆了！"

我都不知道该怎么回应他，只好翻了一个白眼。

他穿好鞋子想起来一件事："哎，我床位上收了个膀胱癌，房颤，一直在吃华法林，冠心病以前搭过桥，换用三天肝素够不够？会不会再发心梗啊？"

我权当没听见。凭啥你可以家里一大堆事情置之不理，除了上班就是看手机，这会儿还想让我免费会诊？去去去，先去把手机微信上"小 2 班数学后援团""2 班通知群""2 班家长抱团取暖"以及最重要的"九 2 六月迎清风"好好研读研读再说！六月中考，我们必须争取清风拂面！

老刘戳在门口不知好歹："哎，这个病人很危险的，程蕾蕾，你要讲点医德！"

我砰地关上门。

眼看时间不早了，我手脚不停，以最快的速度把家里收拾停当后冲向医院。中年妇女是多么难挨的一个身份啊！哪怕起床越来越早，还是忙得火烧眉毛，工作家庭轮番肩挑，白天黑夜忍受煎熬，时间长了脾气暴躁，想到中考心里发毛。

到了医院换白大衣的时候，我把这些烦恼暂时抛到脑后。必须全力以赴！尽管很多步骤并没有就绪，但今天是我们复旦大学附属中山医院"肿瘤心脏病学多学科联合门诊"正式开张的大日子！

心血管病是一个很大的专业领域，有很多分支学科。打个比方，心脏好比一幢小房子，医护人员好比建筑装修队。

心血管病的分支学科首先包括大家非常熟悉的冠心病。冠心病的全称是冠状动脉粥样硬化性心脏病。冠状动脉，是给心肌本身供应血液的血管，好比是家里的水管子，如果水管内壁滋生垃圾、管腔变窄，就会导致供水不足。冠状动脉狭窄或者闭塞，心肌就得不到充足的血液供应，严重的会发生心肌梗死。

其次，心律失常性疾病。心脏与全身其他脏器相比，最大的特点是它会自己跳动。这是因为心肌内有窦房结、房室结和传导束。打个比方，也就是心脏这幢小房子自带发电机和电线环路。这个电路一旦出问题，无论短路还是断电，都会引起心跳异常。由于正常人的心脏跳动非常整齐规律，所以，如果心脏的发电机或者电线发生故障，就称为心（脏的跳动规）律"失常"。

再次，结构性心脏病。小房子的结构包括墙壁和门窗，对应着心脏的心房壁、心室壁和心脏瓣膜。心脏这幢小房子有四个房间，分别是左心房、左心室、右心房和右心室。有房间就有门，心脏里有四组重要的瓣膜，分别是二尖瓣、三尖瓣、主动脉瓣和肺动脉瓣。墙壁和房门出现故障，就得修理，心脏也一样。

最后，还有高血压等病变。总而言之，心脏的任何一个环节出了问题，都会影响身体的血液循环。如果毛病没有及时排除，这幢小房子就没办法住人。心脏不能正常工作，无法承担给全身泵血的功能时，则为心力衰竭。

在上述基础上，现代心脏病学不断向纵深发展，衍生出更多的交叉学科，譬如我的研究方向——肿瘤心脏病学。这主要是随着恶性肿瘤的诊治水平不断提高而出现的。

以前，大家谈癌色变。一旦得了恶性肿瘤，生存的日子屈指可数。不过，随着各种技术的发展，现在很多肿瘤病人都能长期存活。根据中国肿瘤登记数据，仅以乳腺癌为例，我国城市乳腺癌病人五年生存率已经达到70%，上海地区更是超过 91%。这时候，一个严重的问题日益凸显，那就是针对恶性肿瘤的化疗、放疗以及非常热门的免疫治疗，在控制癌症的同时，还会不可避免地损害心脏。可惜的是，大部分人对此并不知情。此外，随着人口老龄化，不少病人发现肿瘤的时候，已经得了高血压、心肌梗死等心血管疾病，这些病人如果进行肿瘤切除及进一步化疗，心脏功能是否可以承受，也是临床上面临的重要问题。

这些合并心血管病变的肿瘤病人，看病十分困难。因为现在的医学专科壁垒，肿瘤科医生心血管疾病知识欠缺，心脏科医生看到肿瘤也束手无策，更不要提这两种疾病在同一个人身上进行治疗时如何才能扬长避短、左右兼顾了。

我们这次开设肿瘤心脏病学联合门诊，正是应这些病人的需求。希望通过多个学科共同努力，帮助病人制定最合理的方案。

可是，我迟迟很难下定决心，开设新门诊千头万绪、纷繁复杂，我跟二娘从去年谈到今年。

那次，我跟二娘带着 Happy 和蓁蓁去看热门电影《我不是药神》。

看完电影吃饭，我职业病发作，告诉两个小姑娘："电影挺好看，但很不专业！里面那个'神药'格列卫，化学名叫甲磺酸伊马替尼，虽然控制白血病的效果相当不错，但是，这种药会引发难以遏制的高血压，在某些病人身上，还会引发非常凶险的心肌炎！"

二娘看着我笑，说："你别纠结了，你想开联合门诊就开吧。我尽力而为帮你，不过能做多久就不好说了，你也知道我们家的情况。"

　　我刚说我知道，Happy忽然歪着小脑袋问："那这个药，进医保了吗？"引得二娘跟我偏离主题爆笑不已。

　　这会儿想起Happy闹的这个笑话，我突然一阵不舍。投胎当医生的小孩太辛苦了，在这个世界上，除了家里和学校，Happy最没有违和感的地方就是医院。

　　我们家没有老人同住，Happy从小放学只能在我的办公室写作业，夹在年轻医生和研究生当中长大。那时候我给她淘宝了一件儿童白大衣，她每天到了办公室就换上"工作服"。有时候学校上半天课，我们中午业务学习，她跟着混迹在会议室蹭工作餐。吃完了，会也开完了，她还会点评几句，跟她喜欢的研究生姐姐说："今天的课不好玩，我一句都没听懂。"搞得好像有时候她能听懂几句似的！

　　孩子真是见风长，我都还没好好练习怎么当妈，她就长大了，可我脑子里经常回放的还是她小时候的样子。作为两个医生的小孩，她没少被胡乱折腾过。

　　Happy刚生出来的时候肥嘟嘟的，小鼻子陷在两颊当中。她运动能力很强，爬得比蓁蓁早。我喜滋滋地欣赏着女儿在床上爬来爬去，看着看着笑不出来了。她怎么爬的时候只用一条腿往前拱，另一条腿斜斜地拖着？我马上告诉老刘，他瞬间神色凝重，我俩一起趴在床边继续密切观察，然后相对一视：天啊，不会是先天性髋关节脱位吧？

　　医生的执行力不是盖的，我俩马上一个收拾妈妈包，一个用小毯子抱起女儿，火速前往复旦大学附属儿科医院。儿科的同事嘴角歪歪地坏笑，说，不做检查你俩肯定不放心，那就拍个片子吧。Happy的衣服被扒得精光，就兜片尿不湿，像只小青蛙一样被她焦虑的老妈摁在检查台上，在抵死号哭中拍摄了平生第一张 X 光片。

大概一岁多的时候，Happy 自己能踉踉跄跄走路了。她非常兴奋，张开两只胖乎乎的手臂勇往直前，完全没有注意到她老妈正在后面紧张兮兮地盯着她。不对头，很不对头！这个小孩，怎么一边走一边不停抠自己的小屁股呢？看，又抠了！看，还在抠！

我跟老刘再次相对一视：天，不会得了蛲虫病吧？

那时候我俩还年轻，《寄生虫病》还能背诵如流：蛲虫成虫细小，呈乳白色线状。体前端两侧的角皮膨大形成头翼，角皮上有横纹。口囊不明显，口孔周围有三唇瓣，咽管末端呈球形。成虫附着于肠黏膜可引起局部炎症，雌虫穿入深层肠黏膜寄生后可引起溃疡、出血、黏膜下脓肿。轻度感染可无明显症状，重度感染可引起营养不良和代谢紊乱。

鉴于蛲虫"经常于肛周活动"，是夜，月黑风高，Happy 在小床里发出均匀的呼吸声。我与老刘在漆黑的卧室默契地交换眼神后，步调高度一致悄悄从床上爬起，踩着凌波微步来到小床两侧，双双施展兰花拂穴手，将酣睡中的 Happy 神不知鬼不觉地翻了个身。

接下去是关键动作，我在刹那间解开尿不湿，扒开屁缝。按照既定计划，老刘以迅雷不及掩耳之势打开手电筒。婴幼儿若感染蛲虫，此时可于肛门周围观察到细小蠕动的白色线状物。我俩左看右看，没发现任何异常，眼见着 Happy 就要醒来，我俩不约而同低下头去准备进行最后的确诊，"嘭"，两人脑袋撞到一起。瞬间，三种不同的"哇哇"声同步响起，彻底打破了午夜的沉闷。

这些仿佛就发生在昨天，但事实是她马上就要长大成人了。中考确实是一个关口，我确实应该在这个时候放开一切，以她为重。韩妈讲得没错，如果现在再不把全部时间和精力放在她身上，以后看到的可能只是她逐渐离开父母的背影了。

可是……虽然我是 Happy 唯一的妈妈，但这个新门诊对梁疏影他们而言也是唯一的。肿瘤心脏病病人太可怜了，他们是被摒弃的一群，他们四处奔波，他们求医无门……

每次当我极度犹豫的时候，梁疏影讲的那句话总是最终占据上风："程医生，人们总说当上帝关上门的时候，会打开一扇窗。可是，对于我们这些人，上帝关上门的时候，他就走了！我们被遗忘了！只能一直待在黑暗当中，孤独地等待，可能永远也等不到窗户打开的那一天……"

医生的职业自豪感，就是我们能够凭借自己的努力，改变一些人和一些家庭的命运，让他们看到希望。可是，这扇窗，凭我们几个中年妇女的力量能打开吗？

-4- 心电图 ST 段改变一定是心肌缺血吗

梁疏影找我看病的时候，我对后来发生在她身上的一切毫无预料。那次，她穿着一件大红短风衣，齐肩的头发随意弯曲。

梁疏影是因为反复胸闷来看病的。我看了她最近两年公司的体检报告，高血压、高脂血症和糖尿病一概没有，月经也挺正常，就没在意。

对于胸闷的病人，需要排除冠心病。不过梁疏影没有"三高"，虽然也"年近半百"，但身材苗条，月经也很正常，我们心脏科医生常说一句话"能生孩子的女人不会得冠心病"。所以，她多数没啥，多休息休息应该可以缓解。为了让她彻底宽心，我安排她去做运动平板心电图。

心电图，检测的是心脏这幢小房子的电路系统。心脏的水管、电线、墙壁、门窗之间相互影响。如果心肌缺血，做常规心电图的时候，由于躺在床上，心脏也处于休息状态；而运动平板心电图，是让人在跑步机上一边运动一边检查，能把问题激发出来。

过了两周，梁疏影推开我诊室的门。我瞄了一眼，糟糕，怎么是阳性！

梁疏影活动强度增加时，心电图的多个导联 ST 段明显压低，T 波也有改变。心电图上有很多根曲线，每一根代表一个导联的心脏生物电变化。不同的导联代表心脏的不同部位。

我皱起眉头："你还得做个检查，冠状动脉 CTA。"

梁疏影还没察觉到严重性："为啥呀？"

我指给她看她自己的心电图："你跑步的时候 V1 ～ V4 导联 ST 段压低 1.5 毫米，提示这个部位可能存在心肌缺血，也就是说，你要进一步检查，排除冠心病。"

梁疏影没当回事："程医生，我没问题的。这个冠状动脉 CTA 危险不危险呀？"

对于怀疑冠心病的人，一般建议做冠状动脉 CTA 或者冠状动脉造影。这两个检查都需要在血管内注射造影剂，然后在射线下显示给心脏本身供应血液的冠状动脉血管的行径。如果冠状动脉管腔狭窄，就能现出原形。

相比之下，冠状动脉 CTA 是无创检查，门诊就能开申请单，无须住院。

而冠状动脉造影是一种微创手术，也属于"诊断性检查"，在手术过程中如果发现问题，就能立即安排下一步治疗策略，比如植入支架或者做冠脉搭桥手术。

总体而言，无论冠状动脉 CTA 还是冠状动脉造影，病人都是处于清醒状态，安全系数都很高。

不过，这两种方法都需要注射造影剂，而这种造影剂含有碘离子，所以，对于有甲状腺病变以及肝肾功能减退的病人，必须经过医生的评估。主要是碘离子在体内蓄积，会影响甲状腺和肝脏以及肾脏，无法正常代谢排到体外去。

"哦。"梁疏影答应了一声，又问道，"那我妈妈上个月体检也说有ST 段改变，看了医生说没事，不用管。"

对于心电图 ST 段，得看改变的程度，同时结合病人的其他情况，才能做出判断。很多人的心电图 ST 段改变都是非特异性的，也就是说这点变化没啥临床意义，不足以诊断疾病。看病从来不是非黑即白，有太多的因素需要统一斟酌。

心电图 ST 段压低超过 0.5 毫米，才需要警惕有无心肌缺血。

梁疏影觉得她没啥毛病，所以肯定不会做冠脉造影，我很能理解。我其实也没当一回事："你索性做个冠状动脉 CTA 检查清楚。不过别担心，我估计你做下来多数没事，顶多是个 MINOCA 综合征。"

梁疏影眨巴眨巴眼睛："咦，你怎么知道我的英文名是莫妮卡？"

我扑哧一乐："不是莫妮卡，是 MINOCA ！"

冠心病的本质是心肌供血不足。心脏的水管子——冠状动脉狭窄导致心肌缺血，这个好理解。不过，临床上还有不少病人，冠状动脉造影或者冠状动脉 CTA 提示他们的心脏血管略有狭窄甚至完全通畅，却也时常发作胸闷、胸痛，这又是怎么回事呢？

这些人是 MINOCA 综合征。

MINOCA 综合征，是"非阻塞性冠状动脉疾病"的缩写。具体包括很多种类病变。

其中一部分是冠状动脉微循环障碍。打个比方，长江烟波浩荡，黄浦江浩浩汤汤，苏州河也风吹波浪，但是遍布上海城乡的小河道拥堵淤积，那么，上海人民喝水就会成问题。冠状动脉微循环障碍，多见于女性以及糖尿病病人。

另外，还包括冠状动脉痉挛，血管扭曲导致血液无法正常通过。我们一般称冠状动脉有斑块形成，但狭窄不足 50% 的为"冠状动脉粥样硬化"；狭窄超过 50% 的才诊断为"冠心病"。但前者"冠状动脉粥样硬化"病人也会出现典型的心绞痛，那是因为没本事的人反而脾气大，有斑块的冠状动脉容易发生痉挛。冠状动脉痉挛也多见于女性。

MINOCA 综合征名如其物，花样百出，惹是生非。除了冠状动脉微循环障碍和痉挛，还包括自发性冠状动脉夹层、冠状动脉血栓栓塞等。

简言之，冠心病就是心肌得不到充足的血液滋养。冠心病病人中，有些是因为冠状动脉大血管堵塞了，血流不畅；但是，也有相当一部分病人，他们的冠状动脉主要分支查不出问题。

换个说法，对于胸痛病人，如果冠状动脉造影或者冠状动脉 CTA 发现血管狭窄，那么就是冠心病；但是，如果冠状动脉造影或者冠状动脉 CTA 没发现问题，也不能说肯定就没有冠心病。

如果怀疑是 MINOCA 综合征，可以选择做运动平板心电图或者核素心肌灌注显像，这两项检查是换位思考。既然我们只能看清楚大江大河、没办法观察小沟小渠，那就看看植被长得好不好。缺水的地方植物无法生长，光秃秃的黄土意味着缺水。运动平板心电图以及核素心肌灌注显像能提示哪些部分的心肌缺血或者血液灌注异常。

我大致给梁疏影解释了一番，她听了半天摇摇头，倒是她老公好像弄明白了。

结束的时候，她老公还跟梁疏影提了一句，说要不下次她妈也来这里看看，别疏漏了什么，也来中山医院搞搞清楚才放心。

　　大概是听了女婿的话，过了几周，梁疏影的老妈还真来找我了，顺便帮梁疏影拿冠状动脉 CTA 的检查结果。梁疏影的妈妈心脏确实没问题，那点心电图的 ST 段改变可以置之不理。

　　梁妈妈虽然上了年纪，但依然气度不凡。那天下大雨，病人少，我跟梁疏影妈妈多聊了几句。我随口提起她女婿的时候，梁妈妈不动声色，脸上有一丝明显的不以为然。看样子梁疏影的老公并不招丈母娘喜欢嘛，我想。

　　梁疏影妈妈看完病，从包里掏出女儿的冠状动脉 CTA 报告。

　　我则大吃一惊。

　　梁疏影不但冠状动脉三支病变，而且前降支开口处近乎闭塞！我随即打开电子病历，盯着屏幕读片。她的前降支开口处严重狭窄，同时升主动脉增宽。

　　图像很典型，难道是……？

　　但是，这怎么可能呢？

　　梁妈妈看到我神色凝重，连问究竟怎么了。

　　我含含糊糊地说，梁疏影有冠心病，得尽快来看。

　　没承想陶星宇心直口快："程老师，这是梅毒性心脏病吗？我昨天刚看了一个典型病例！"

　　小陶声音洪亮、吐字清晰，梁妈妈震惊不已，虽然极力控制，嘴唇还是忍不住轻微抖动。我心想糟了，小陶闯祸了！赶紧安慰梁妈妈我们不一定对，不过治病最要紧，让梁疏影自己尽快来就诊吧，梁疏影得入院做造影。

　　术前化验和冠脉造影证实我们没有看错，她是一例梅毒性心脏病。

　　梅毒，是由梅毒螺旋体引发的一种性传播疾病。95% 的梅毒是通过性行为传染的，少数通过接吻、输血、污染的衣物等传染。梅毒的母婴传播率也很高，也就是说感染梅毒螺旋体的女性如果怀孕，她的孩子很有可能罹患先天性梅毒。

梅毒不仅仅引起生殖器溃疡等症状，病原体还会随着血流播散全身，引发多部位损害。其中，梅毒性心脏病常在感染后 10 ～ 20 年发作，多侵犯升主动脉、冠状动脉和心肌。

梁疏影经过造影，植入三枚冠状动脉支架。别的病人手术成功欢天喜地，但对于梁疏影，人生就此陡然转折。接下去她老公蔡天康也得查，他们的女儿也要进行全套梅毒检测。蔡天康毫无悬念也感染了梅毒。万幸的是，他们的女儿没事。

除了医疗，更加棘手的疑问彻底搅乱了这个家庭：梁疏影的梅毒是从哪里得的呢？

短短一周的工夫，梁疏影像变了一个人，沉默寡言，查房的时候也不说话。她一直躺着，迅速消瘦的脸上，两只空洞洞的大眼睛一动不动地盯着天花板。蔡天康也仿佛在几天之内老了十岁，我不清楚这个男人的内心活动，他依然每天来病房陪护，带食物过来。可是，梁疏影不吃，他也不吃。到晚上，这个男人把原封未动的食物倒进泔水桶。

梁疏影出院的时候，我再三跟她说，冠心病装支架只是权宜之计，出院之后必须坚持服药，定期随访。半年到一年左右，还要复查冠脉和支架，因为冠心病植入支架之后大约十分之一的人会出现支架内再狭窄。

冠心病的控制是一场持久战，必须对此认识到位。我经常跟病人打比方，冠心病就是一种慢性病，不要把吃药随访当成负担。要把冠心病当成近视眼，每天戴眼镜没觉得烦吧？那么，就把每天吃药当作给心脏戴眼镜吧。

梁疏影术后一直找我跟二娘随访。据二娘播报，梁疏影出院后没离婚。

梁疏影的经历虽然令人痛惜，但我们医院看到的惨痛故事太多了，时间一长逐渐淡忘。

直至三个月前，梁妈妈陪着她再次来到我们医院。梁疏影单位例行体检，发现她左肺有个阴影。去胸外科看了，是原位癌。她的胸腔镜手术很成功，但开完刀以后，她一直心悸胸闷，憋闷得无法呼吸。我给她做了检查，她血压明显升高，用药之后好几次调整，但收效甚微。别人可能觉得高血压是心内科最常见的病变，没啥复杂的。但实际上，不同原因引起的血压升高治疗方法迥然不同，对于有些难治性高血压即便我们复旦中山医院心内科也头大如斗。

梁疏影的高血压就很奇怪，虽说人体血压经常波动，但她的波动幅度也太大了一点，而且，经常量着量着，越来越高，用"白大衣高血压"也无法解释。白大衣高血压是病人到了医院看到医务人员精神紧张血压反射性增高，但梁疏影又不是第一次来医院，她以前血压可不是这样的。我跟二娘感觉她的高血压可能没那么简单。

我跟二娘琢磨，梁疏影的情况，彭明香应该是最合适的解铃人。上个星期，二娘咋咋呼呼地告诉我，说彭老师重新上班了，"都已经回来一个多月了"，我就打电话试探性地跟彭老师提了一下。那么，她今天究竟会不会参加呢？这会儿，梁疏影肯定已经在来我们医院的路上了。

我快步走向诊室，心思一刻也没停。

按照我们的流程，我带着陶星宇先在心脏超声诊室给病人完善检查，然后再去多功能诊室跟二娘他们会合。

肿瘤放化疗引发的心肌损伤，目前临床上常用的检测方法都不够灵敏。

我们遵照欧洲心脏病学会《关于癌症治疗与心血管毒性的立场声明》，对怀疑发生心肌毒性的肿瘤病人进行心脏超声三维斑点追踪显像检测。这种方法是当前世界上最先进的超声影像学手段，能够在最早期发现心肌组织的细微形变。然后，结合血清学心肌损伤指标，早期甄别放化疗的心脏毒性。

三维斑点追踪显像技术相当前沿，目前在绝大多数医院还是处于科研阶段，实施起来有些麻烦。病人完成常规心脏超声检查之后，换用特别的三维成像超声探头，遵照严格的标准，采集病人心脏的三维动态图像。

然后，由陶星宇复制图像，再去放置在医生办公室的特别图像分析工作站分析，才能得出监测数据。

所以，出这个门诊，我一个人还不行，小陶必须每次都在，否则又要采集图像又要分析，两只手根本忙不过来。

可是，当我掏出医院的一卡通刷开诊室门禁，却没看到陶星宇，我不由得皱起眉头。

-5- 贫血也可能酿成大祸

陶星宇这孩子身高一米九，体重两百斤。二娘闲来没事找事，问我道："你那个一米九跟你汇报课题，是不是得蹲在地上？"我说还真是的，我坐着，他要不蹲下，我这个老师会得颈椎病！

大个子不傻是个宝，陶星宇不但不傻，而且是那次研究生面试的最高分。

研究生面试是双向选择，导师选择学生，学生也在选择导师。我一开始压根儿没想到要招收这个笔试考了第一名的身高一米九的男孩。一般成绩好、体格魁梧的男生多半选择外科专业，他报考心血管内科，肯定是奔着冠脉介入手术来的。我的研究方向偏心血管影像，这么个大个子跟着我有点浪费。

可是，这个男孩开口就说报考我，而且还就他对肿瘤心脏病学的理解进行了一番阐述，明显下了不少功夫。他回答问题的时候很紧张，看得出生怕我不要他。当他得知被正式录取的时候，这个大男孩情不自禁地绞了半天手，对我来了一句："一日为师，终生为妈！"我当场乐翻，如果我有这么大的儿子，还能以这么高的分数考取复旦大学的研究生，睡着了都会笑醒！

陶星宇虽然不在，但肯定是跑开了，而不是迟到。因为心超仪已经打开了，电脑屏幕上的电子病历系统也已就绪。小陶是上厕所去了吗？

也没见病人。这个倒难怪，病人挂号之后，二娘先梳理病史，给他们开心脏超声检查单，并让他们抽血化验，然后病人再来找我做心脏超声。得绕上一大圈。对于初次就诊不熟悉环境的人，确实得费点时间。

转念一想，不对啊，今天的第一个病人是田阿姨，她对这里熟门熟路，怎么也没到？

我刚想打陶星宇的电话，他回来了。

他一进门就语出惊人："程老师，上个星期的那个温州老头自杀了！"

我被唬了一跳，没反应过来他讲的是哪一个。

小陶接着说："就是那个，检查单他女儿不肯付费的！"

哦，是那个温州病人老张呀！

老张又瘦又黑，看上去家庭条件不太好。四月阳春，大街上的年轻人等不及都快穿夏装了，他还套着一件严严实实的藏青色棉外套，外套上有好几处污渍。这在医生看来很正常，心衰的病人心脏无力，血液循环不好，比较怕冷。

老张走几步路就得停下大喘气，两只脚反复水肿。这几年一直在看病，查了血，氨基末端脑钠肽前体（NT-proBNP）明显升高。氨基末端脑钠肽前体是检测心力衰竭的一个常见的重要指标，老张的氨基末端脑钠肽前体比正常值升高几十倍，最高的时候有六七千。

可是，老张心力衰竭的原因却始终没有找到。他的心脏该查的都查了，没有冠心病，血压、血脂都正常，只有血糖偏高一些，但这点升高不至于引起心力衰竭。医生给不出确切说法，但是老张难受啊，当地的医院都看遍了，他再三请求女儿带他来上海。

老张有三个孩子，陪他来看病的是二女儿。老张讲几句话就停下喘气，女儿在旁边站着，一言不发。我看了他带来的一沓检查单和化验单，也觉得很蹊跷。

心脏不停搏动，好比是一台发动机，推动血液在全身循环。任何一种心血管疾病，如果没能得到控制，最后都会损伤发动机的动力，造成心力衰竭。心力衰竭的危害表现在很多方面，主要的就是发动机不能正常泵出血液，最直接的后果是身体各处血液淤积。

心力衰竭的病人容易疲乏，心跳加快，劳累后呼吸困难。发展到晚期异常痛苦，用生不如死来形容也不为过。

值得注意的是，心力衰竭也可以使身体其他部位发生疾病，城门失火，殃及池鱼。肺部疾病、中毒乃至血液科疾病，也会引发心力衰竭。

我把摊在桌子上一大堆皱皱巴巴的病史资料重新翻了一遍，抬头问老张的女儿："你爸爸应该还有检查单吧？"

桌子上的报告单里没有血常规。血常规是最基本的血液检查，主要对红细胞、白细胞和血小板的数量及形态分布进行观测，是诊断病情最常用的辅助检查手段之一。血液病与心脏病之间存在着千丝万缕的关系，贫血会导致心动过速，血液系统的恶性肿瘤会侵犯心脏，所以，血常规检查对于心脏科来说不可或缺。

老张的女儿总算说话了，问她爸爸："你还有啥单子没拿出来？"

老张就在自己随身携带的一个脏兮兮的帆布袋子里继续翻，又拿出好几张纸。他的手比脸的颜色还深，泛着青铜般的颜色。

老张重新拿出来的第一张就是血常规，大致正常。

但第二张就不对了，第二张也是血液检查，提示他的血清铁蛋白明显升高。这张化验单是三个月之前做的。

人身体内含有多种物质，包含各种微量元素。其中，铁对维持健康非常重要。铁是合成红细胞中血红蛋白必需的元素。如果铁不足，血红蛋白合成就会减少，导致缺铁性贫血。除了摄入铁不足之外，贫血的人还要注意有无隐匿的消化道溃疡出血。有些女性月经量过多，红细胞损失的量比较大的话，也会引发贫血。所以说，贫血不是小事，一旦发现贫血，最好找出原因。因为贫血从而进一步检查，结果发现消化道肿瘤以及妇科疾病的绝不是个案。

此外，贫血还会影响心脏功能。长期贫血的人心脏会增大，心跳加快，严重者甚至会导致心力衰竭。

正常情况下人体铁的消耗和补充处于动态平衡。铁补充主要来源于饮食，所以必须注意膳食平衡，饮食中含有肉类、动物肝脏等有助于补充微量元素铁。

缺铁会贫血，那如果超量了呢？正常人铁多了，好办，排泄掉呗。但对于个别携带遗传性基因病变的人，就会比较麻烦。这些人的铁离子在体内蓄积，会引起各种可怕的后果。人体的构造是非常微妙的，啥都有度。正如我们的老祖宗早就总结出的万物运转的客观规律：月盈则亏，水满则溢。

　　老张的血清铁蛋白不正常，必须复查血常规和血清铁；此外，他的心衰指标和心脏超声也都是半年前做的，现在的情况不得而知；还有，血糖升高不容小觑，血糖……

　　我一边嘴里解释一边手上开着检查单，还没开完呢，老张的女儿问道："医生，我爸爸这下要花多少钱呢？"

　　我迅速扫了一眼老张的女儿，她三十几岁，脸上脂粉未施，肤色黄黄的，嘴唇干燥起皮。

　　我想了一下，把刚才开的检查统统取消："这样吧，从你爸爸的资料看，心力衰竭是肯定的，但是原因不明确。不过他血清铁不正常，这是一条很重要的线索。血液病也会导致心力衰竭，你们再去挂个血液科门诊搞搞清楚。"

　　老张的女儿又问道："还去看血液科？……那我们今天的挂号费……"然后，她自己也感觉到有点不妥，一边扶老张起来，一边对着我解释，"医生，我们兄弟姐妹三个，老父亲看病是应该的，不过费用的话，总得子女分摊，前面我们已经花了好多钱了。我也就是这次正好有空，陪着上来。"我们医院有很多温州病人，大多数都挺有钱的，他们总是把来上海看病称为"上来看病"，大概从地图上看，上海在温州的上方吧。不过老张这个温州人明显没钱。

　　陶星宇面无表情地看着这父女俩，我猜都不用猜，他的脑袋瓜子里肯定非常不耐烦，"既然来看病，还总是算钱！"那点小心思，还瞒得过我程老师的火眼金睛！那是他年纪轻，不懂人情世故，这个世界上，不是所有人都像他那样不愁吃不愁喝，只要念好书，爹妈就笑逐颜开。

　　医生的眼里，不能只看到疾病，也要看到病人的人生。年轻的时候其实我也跟小陶想法一样，但随着年龄增长，就能看得深一些了。而且，看着老张女儿的脸色，我在心里暗暗嗟叹，孩子是否成功，确实决定了父母的晚年幸福与否啊！

小陶跑得浑身大汗，顺手抓起几张检查单扇风。我心里则猜想，是不是子女不肯出钱给老张看病，他觉得没指望了，干脆不活了？

我问陶星宇："他怎么自杀的？"

小陶瓮声瓮气地说："割腕！"然后又说，"程老师，第一个病人，那个姓田的，还在急诊陪这个抢救病人，她待会儿过来，让我跟你讲一声。"

啥？田阿姨在抢救室？她能干啥？田阿姨明明只会做钟点工！

-6- 当心脏毒性药物试验遇到《本草纲目》

　　既然病人都还没到，我正好见缝插针跟陶星宇讲一下他的课题设计。

　　每个研究生都要做一个课题，我给小陶设计的是用心脏超声新技术结合血液心肌损伤指标评价不同保护制剂对蒽环类化疗药物心肌毒性的作用。

　　既然肿瘤化疗药不可避免地会损伤心肌，而为了控制癌症病情发展又不能停用化疗药，那就应该在化疗的同时，给病人加用心脏保护制剂，防患于未然。

　　蒽环类药物是乳腺癌、妇科肿瘤、胃癌、白血病、淋巴瘤、膀胱癌等化疗方案中十分常见的一类药物，表柔比星、多柔比星、柔红霉素等都属于蒽环类化疗药。使用蒽环类药物后，超过一半的病人的心功能会出现程度不一的损害。我们打算从这类药物入手，寻找合适的心脏保护制剂。

　　但是，现在常用的心血管药物中，究竟哪些对蒽环类化疗药物的心脏毒性具备疗效，目前还不是很清楚。所以，我设计了一个动物实验，先给小鼠注射蒽环类药物，让它们出现心功能损伤。然后把这些小鼠随机分成不同的组别，每一组用一种心脏保护药，到达时间终点的时候，对比不同组别小鼠各方面的指标，进行筛选。

目前，文献报道对化疗药心脏毒性有保护作用的，有血管紧张素转换酶抑制剂，也就是"普利"类；血管紧张素受体拮抗剂，即"沙坦"类；β受体阻滞剂；调脂药他汀类药物。

这四类药物，前三类常用于高血压病人，他汀类药物多用于高脂血症病人和冠心病病人。

不过，药物的作用机制其实并不简单，比如"普利"类和"沙坦"类，除了能够降低血压，还能够帮助恢复心功能；他汀类药物不但能降低血脂，而且具备抗炎作用，能够维护血管的稳定性。我们经常在临床上碰到病人望文生义，看了药品说明书之后产生各种不必要的担忧，一会儿担心血压下降，一会儿质疑自己血脂正常为何医生却给自己开了调脂药处方。我有时候实在累了解释不动，会这样简单粗暴地疏导他们：如果药物的用途如此简单划一的话，那医生还要念那么多年书干吗？血压高了吃"普利""沙坦"，血压不高不吃"普利""沙坦"，一个假期速成班就行了！

对于这四类药物，我们查阅了一些研究报道，但不够系统，也没有进行这四类药物之间的比较。小陶如果按照我的思路做，虽然不会有惊人的发现，但中规中矩，到时候数据一统计，发表两篇论文应该没啥问题。

上个星期，我抽空跟他讲了一下课题设计。

可是，这个孩子不听我的，他居然说想研究西红花！他说，《本草纲目》曰西红花适用于"心忧郁积，气闷不散，活血。久服令人心喜。又治惊悸"。而恶性肿瘤从中医角度而言，原本就与气血淤积有关。

他曰了这几句出来，我眼珠子骨碌碌地连续翻了好几下。

我们西医从来没有看不起中医，实际上，我们确实觉得中医中药有独到之处。比如，对于病毒性心肌炎，在保暖、保障睡眠和遵嘱服药的基础上，我们还会建议病人黄芪泡茶饮用，因为这味中药中含有的黄芪甲苷能够增进心肌细胞新陈代谢，对病毒性心肌炎的康复颇有裨益。

不过，大部分情况下，我们不太推荐中药，这主要是因为中药不像西药梳理得那么清晰。举个例子，如果癌症病人采用表柔比星化疗后心功能有所减退，我给他开处方吃培哚普利，服药之后会产生怎样的疗效，接下去过多久增加药量，要提醒病人提防哪些副作用，医生心里事先八九不离十。

但中药就不好说了，各味中药掺杂在一起，不知道究竟哪一味占据主导地位。而且，中药的产地和批次也存在差别。更重要的是，中药很难量化，一钱、两钱，那都是毛重，究竟当中起作用的成分有几钱呢？

我大摇其头。

小陶这孩子虽然个子高，其实很听话。但这次大概吃错药了，居然一屁股坐在我面前："老师，我是要做西红花提取物，不是中成药，我要研究的也是药物晶体！"

他掏出手机给我看他查阅的资料。西红花又名番红花、藏红花，长得有点像风信子，球茎埋在土里，上面长出叶片和茎秆，秋季开花，呈淡蓝色、红紫色或白色，有香味。西红花开放之后，将其采摘下来，干燥处理，然后取其花柱，阴干后煎服或沸水泡服，具有活血化瘀、凉血解毒之功效。近年来采用现代制药工艺加工后，可进一步提炼出西红花有效成分晶体。

小陶想研究西红花提取晶体对肿瘤病人心脏保护的疗效。"老师，中药作用平稳温和，肿瘤病人大多非常消瘦，你不是每次用药也只能从最小剂量开始，生怕他们血压掉下去，中药不会影响血压的，副作用小！"

他讲的倒也不无道理。如何延缓和保护癌症病人在用蒽环类药物化疗之后的心肌损伤，目前世界范围内确实没有很好的办法。"普利""沙坦"类虽然药效确凿，但不可避免地会引发血压降低。

不过，我从来没有涉足过中药，对此毫无经验。虽然要尽量培养研究生们独立思考和探索发掘的能力，但当老师的毕竟要有掌控，否则三年时间一晃而过，到时候发表不了论文那可是会影响毕业的！

我继续摇头。

陶星宇握紧双手，低下头去："老师，我外公用过西红花，他说这个药有作用。"

"你外公是中医吗？"

"是的，不过他已经不在了。"

小陶是四川人，他家是医学世家。爸爸妈妈都在县人民医院，一个在内科，一个在急诊科。基层医院的医生排班非常紧凑，长年不停值班，陶星宇从小跟着外公外婆长大，到上小学才回县城爸爸妈妈家。

小陶的外公是一位中医，在他们老家还有点小名气。陶星宇说，他上初中的时候，有一次得了腮腺炎，左边半边脸肿得嘴巴都张不开，吃了好几天抗生素非但一点效果都没有，反而逐渐开始发热。他爸爸妈妈焦急不堪，青春期的小男孩腮腺炎弄不好万一引发睾丸炎，那就麻烦了！

换了两次抗生素之后，他妈妈把外公请了过去。陶星宇那时候已经长到了一米八，外公让他坐在椅子上，用干瘦的手指在他红肿热痛的左脸上来回抚摩了两遍，说"好治"。

外公让陶星宇躺在床上休息，多喝温热水。过了半天时间，外公裤腿上沾满泥浆回来了，手里提着一个袋子。外公说他赶回老家的小山上采了一点草药，山上刚下过雨，滑得要命，他一开始担心路不好走采不齐草药，没想到上山之后非常顺利，一会儿就找到了。

外公来不及换衣服，先把袋子里的草药清洗干净，然后在碗里捣成稀糊状，再把黏稠的草药膏敷在陶星宇的左脸上。

那晚，外公住在小陶家。夜里，小陶妈妈去给他掖被子，说外公年纪大了腿脚不灵活了，身体大不如从前，今天上山采草药的时候连着摔了两跤。

外公第二天一早起来要看陶星宇，结果在床上没爬起来。小陶爸妈怕他骨折，要扶他去医院拍片子。小陶的外公虽然人精瘦精瘦的，但骨架子很大，小陶的爸妈一边一个挽扶还挺费力，又怕万一真的是骨折不能弄移位，一时间手忙脚乱。

陶星宇心里一着急，一骨碌从床上爬起来，连拖鞋都没穿，跑过去就把外公架了起来。

小陶的爸妈惊讶地看着他，小陶这才意识到，他的腮腺炎居然只过了一个晚上，就神奇地好转了！

小陶对外公崇拜死了："外公太厉害了！外公，你以后一定要把这个药方告诉我呀！"

虽然外公的草药效果神奇，但外公和爸妈还是禁止小陶去医院。外公说："你还要再敷三次才能好透，现在你上床睡觉，外公拍好片子就回来陪你。"

外公拍了片子，左侧胫骨骨裂，爸妈不让他回老家，把外婆也接过来照顾他。

等外公走路恢复得差不多的时候，小陶的爸爸说外公怎么越来越瘦了，正好两个老人都在，不如做个体检吧。

等外公外婆体检回来，小陶觉得肯定出事了，妈妈和外婆的眼睛红红的。

外公得了食管癌，已经不能手术了。

妈妈请假陪外公去省城医院做了四次放疗，后面的疗程没能进行下去。外公心脏有很响的杂音，查了一下，是二尖瓣脱垂，中重度关闭不全。放疗之后，心脏指标急转直下。

外公坚持要回老家，他说西医没办法了，中药还有办法。爸爸妈妈犟不过他，只好随他去。外公回老家之后，好像情况倒也没进一步恶化。每个周末，爸爸妈妈轮流带陶星宇回老家看外公。外公家里飘着一股中药味，陶星宇扶着外公，外公一味一味地给他讲，如数家珍。讲到最后，外公用干瘦的手指捻起一根黄褐色的中药，让陶星宇闻。小陶闻了一下，香香的。外公说，这是藏红花，在这些药当中，就数它最贵了。

可能是中药真的起了作用，外公比医生预言的多活了很长时间。陶星宇甚至觉得外公可能吃中药把癌症吃好了。上了高中，课业越来越重，陶星宇好长时间没回老家，他一门心思扑在学习上，外公周末给他打电话，鼓励他报考医学专业，等高考结束，就把他的秘方告诉陶星宇，不止治疗腮腺炎的那个偏方。

可是，外公在陶星宇高三那年五月的一个夜晚猝然离世。爸爸妈妈直到陶星宇高考结束，才告诉他这个噩耗。小陶哭到天昏地暗，最亲爱的外公永远离他而去了。

听小陶讲完，我终于明白为什么这个魁梧的男孩非要报考我的研究生。

"老师，中药是一个宝库，我们只是丢失了这个宝库的钥匙。"小陶24岁的脸庞上还带着稚气，但充满着憧憬和希望，"屠呦呦发现青蒿素，不也是从中药偏方中得到启示的吗？你就让我试试吧！"

我瞅了小陶一眼，心想你小子还真敢比。不过，人年轻的时候要有闯劲，这个精气神我必须扶持。

小陶继续说服我："你不是说你一开始做肿瘤心脏病学研究的时候，也没有人做过吗？"

我看着他，点了点头。

小陶说得没错，我刚开始研究这个方向的时候，心里确实一点儿把握都没有。我那时候怎么想的来着？我是这么想的，既然有想法，就去实施，即便到最后错了，我至少能知道这样做是不可行的。不撞南墙怎能甘心回头！

眼前的小陶，不就是当年的我吗？

可是，小陶能否顺利毕业也是要考虑的。我最后决定，在原先拟订的小鼠实验方案上，再增加一组小鼠，用以评估西红花提取晶体的心脏保护疗效。人年纪大了之后，会趋于保守，我觉得这样两全其美，既能满足小陶的愿望，也能保证他实验结束数据足以撰写论文。

我把我的设想跟小陶简单讲了一下，小陶喜形于色，进而得寸进尺："老师，那我们是不是增加三组小鼠？把西红花提取晶体分成低剂量、中剂量和高剂量组？"

我瞪了他一眼："不能想当然！先去查文献！"

小陶答应得嘎嘣脆："是！"

我继续训他："当医生的要眼观六路、耳听八方，时时刻刻注意观察，第一个病人已经来了，开诊吧！"

因为，我已经听到田阿姨和她女儿小东在门口说话的声音了。

-7- "割腕疗法"

天气越来越暖和，天也亮得越来越早。

五点钟不到，田阿姨蹑手蹑脚地起床，她慢慢穿上衣服，尽量不发出一丝声响，生怕吵着睡在旁边的大女儿小东。

田阿姨对这个房子很了解，每一套房子里有个很小的独立卫生间，但烧水烧饭，要到走廊里去。她以前在这里给两家住户做过钟点工，都是给老人打扫卫生和做饭。这里是东安二村，二十世纪八十年代造的房子，大多都是小户型，两室一厅的面积也就五十几平方米，一层楼面好多人家，公用的走廊朝北有窗。由于面积实在太小，大家都不约而同地把煤气灶放在公用走廊里。

东安二村的房子虽然陈旧窄小，但地段不错，靠近复旦大学附属肿瘤医院、上海中医药大学附属龙华医院和我们医院。在短期租赁市场行情相当抢手，尤其受到外地病人和家属的青睐，特别是连住十天半个月的病人，比宾馆合算。

　　田阿姨穿上衣服，窸窸窣窣地摸到走廊里，掩上房门。她想在走廊洗菜的水斗旁刷牙、洗脸，然后烧点热水，吃药吃早饭，早点去排队挂号。这次她生病，小东为了她跑前跑后太累了，她感觉这两天自己状态还不错，让女儿稍微多睡会儿。

　　田阿姨 56 岁了，从香港回归祖国那年来到上海，整整做了 15 年钟点工，起早摸黑，一双手累得指甲变形脱落。在上海虽然累，但能赚到钱，不像老家宿迁，一年做到头的田，也挣不了几个钱。她用一双手，养大了两个女儿，给她老公谭木匠看了病，还完成了平生最大的夙愿。

　　田阿姨没儿子，这是她终生的遗憾。但这也不是完全没有办法，如果女婿上门，孙子就能跟着自己家里姓谭，没儿子，有孙子，还不是一样的。但如果这样的话，自己家里就要把女儿当成儿子养，结婚要起房子，置办家具电器，全套都得老谭家出。

　　Happy 小的时候，田阿姨周一到周六每天早上到我家做两个小时家务。我那时候找钟点工颇费工夫，因为我们没有老人同住，所以需要钟点工阿姨六点前就到，八点之前结束，这个条件一摆，大部分阿姨都摇头。再加上手脚还得让我这个处女座满意，简直难上加难，也只有田阿姨能跟我融洽相处。

　　田阿姨是一位千里挑一的好阿姨。做事利索，能吃苦，不怕累。她肯动脑筋，会安排，今天擦什么、明天洗什么安排得井井有条。不但爱学习，而且学以致用，她经常跟我说："程医生，你家的马桶刷子不好！我另外一个东家买的马桶刷子，毛不是平的，前面的毛斜斜地滋出来，什么缝隙都能伸进去刷得干干净净！"然后还细致入微地告诉我第一手信息，"我那个东家是在网上买的，你要用淘宝网！"

田阿姨为了生活，也为了实现自己心中梦想的目标，每天早晨在我家结束之后，接着再去另外五家做，天不亮就出门，晚上八点半才回去，简直是一头勤勤恳恳的老黄牛。

勤勤恳恳的老黄牛在上海见识日益增多，手头攒了一点钱之后，她全程安排老公谭木匠来上海看病。谭木匠做完手术回到老家，病恹恹的身体明显好转，不但能房前养鸡、屋后喂猪，还能零星重新做点木工活儿，家里的经济更加宽裕了。

田阿姨凭借一双粗粝能干的手，变成了支撑整个家庭的中流砥柱。在上海打工十多年，她在宅基地上把原来的老房子推倒，起了一幢漂亮的三层楼。"一楼是地砖，二楼、三楼跟你家一样铺木头地板，程医生，我们回家也换拖鞋！"

田阿姨累并快乐着。她把两个女儿都培养到高中毕业，老大在当地一家物流公司上班的时候认识了女婿，真是老天有眼，这个小伙子家里兄弟多，他愿意做上门女婿。田阿姨辛苦多年后，心满意足地带着汗水换来的积蓄回了老家，不但家里有现成的婚房，而且还能贴补大女儿小东在县城贷款买商品房。一年后，小东给她添了个大胖孙子，第三年好事成双，又生了个粉嘟嘟的小孙女，最最重要的是，两个孩子都跟着妈妈姓谭。田阿姨每天带孩子忙得团团转，登上了人生巅峰。

然而，日子不会永远一帆风顺。

两个月前，田阿姨解大手的时候，草纸上总是有血迹。作为一个不止在一个医生家里做过多年钟点工的阿姨，她觉得问题不简单。

一家人商量之后，决定来上海看病。"到哪个医院都要花钱，上海水平高，而且正规，不会让我花冤枉钱。"田阿姨的另一个东家是复旦大学附属肿瘤医院的普外科医生，给田阿姨开了绿色通道。田阿姨是直肠癌，先手术，等手术恢复后再化疗。

术后一个月，小东陪着田阿姨来上海做化疗。可是，田阿姨总是觉得胸口不舒服。给我打了电话，我听小东讲了她的化疗方案，说那就看联合门诊吧，我给她们预约好第一个。可是我事情多，没顾上跟她讲，我们这个是新门诊，病人不多，八点准时到就行，不用一早赶来排队。

晨曦初露，但老房子的走廊还是很暗。

田阿姨觉得，就算走廊的灯没有坏掉，她也不会开灯。以前在老家天还没亮呢，不也照样起早干农活。当年，她爸妈对上门提亲的人看了又看，千挑万选让她嫁给谭木匠，人有个手艺，生活不会差。谁知道生了两个女儿之后，谭木匠就生了心脏病，逐渐丧失了劳动力。她又要做田，又要带两个小孩，还要陪老公上医院，跟那时候比，现在的日子不晓得好到哪里去了！

不过，那时候她没病。但人总是要生病的，现在该做的事情都做完了，孙子也添了，生病就生病吧。再说，女儿女婿都孝顺，等今天看过病，没大问题弄好了就回家去。钱不能这么花在自己身上。她一边想着，一边打开水龙头，水细细地淌着。走廊窗外，一群鸽子掠过，她的眼睛跟着飞翔的鸽子转。哎呀，水杯满了。

田阿姨对着水斗轻轻刷牙，水斗黑糊糊的。这也难怪，出租的房子谁会爱惜。不过要是她身体好，就算是出租的也要把它弄干净。再脏的水斗，钢丝球使劲擦两回，还不是亮锃锃的。哪像现在这个水斗，不但脏，而且难闻，一股刺鼻的味道，田阿姨牙都刷不下去了。

到底是什么味道呀?

田阿姨低下头使劲看。

清晨，五点零二分，与我们医院相隔两条马路的东安二村，沉浸在梦乡中的人们被一声凄厉惊恐的喊声惊醒。飞去又飞回的鸽子也听到了，张开翅膀扑啦啦再次离去。

第一个跑进走廊的，是田阿姨的大女儿小东。她紧紧抱住自己惊骇过度的妈妈，然后赶紧移开手机手电筒，因为她自己也被眼前的场景吓到了!

老房子的空间原本就狭小，走廊沿窗一排还摆放了各家的煤气灶和水斗，越发逼仄。

小东看到，那是一个人!

租住隔壁房子的病友老张双目紧闭，瘫坐在地上!

他的左手靠在水斗下方，从水斗到老张的胳膊，再到地上，淅淅沥沥地滴着深色的血迹。

陈旧破损的走道地砖上，散落着锋利的剃须刀片。在小东移开手机手电筒的最后一瞬间，刀刃折射出冰冷的亮光。

等小东把田阿姨搀扶到房间坐下，老张的二女儿也冲到走廊，抱着老张声泪俱下。

田阿姨刚缓过神来，就要起身去走廊帮忙。小东说她先去看看。

都是病人租住在一起，她们大致知道老张的情况。老张的病那么重，要花很多钱，就听到他女儿不停地打电话跟哥哥妹妹商量，商量了两天好像也没啥结果。田阿姨心里感慨，自己虽然也生病，但女儿一趟一趟地带着自己来上海，付费的时候从来不含糊。

老张咋就想不开了呢? 可怜的人啊!

天更亮了，今天是一个明媚的艳阳天。

等小东再次挤进走廊，老张女儿忽然停止了哭声。

老张在第一缕金色阳光照耀大地的时候，虚弱地睁开眼睛，连续说了三遍四个字："我不想死，我不想死，我不想死……"

老张被送到了我院急诊，他手腕伤势其实不太严重。老张自打苏醒，就不停地重复说那四个字"我不想死"，声音渐渐恢复到没有割腕时的样子。

田阿姨原本心就善，又同是天涯苦命人。她熟门熟路地先到我的诊室跟陶星宇打了个招呼，以前田阿姨帮我家做事的时候，没少送 Happy 到医院找我。然后，她非要小东陪着去急诊看老张。而小陶一早在同学微信群里看到了老张的信息，这么罕见的病例，当然要眼见为实。

急诊抢救室一如既往人满为患，接诊老张的医生一开始还想发几句牢骚：你不想死你割腕干吗？等到翻开老张那沓厚厚的乱七八糟的资料，回头再看老张的眼神里充满了怜悯。

老张的心脏本身没问题。老张的心力衰竭是继发性的，也就是说，是别的毛病波及心脏，造成了心脏损害。

老张的根本病因，是血色病。

血色病，是一种隐性遗传性疾病。由于基因异常，得血色病的人，肠道吸收铁的能力异常增强，导致体内铁过多蓄积，储存在肝脏、心脏、胰腺等部位。

这类病人几乎全都有明显的色素沉着，皮肤呈现青铜色或者暗褐色。50%～80%的病人伴有继发性糖尿病、肝脏肿大、脾脏肿大，同时伴有关节疼痛、活动不灵、僵硬感等。

除此之外，由于过多的铁沉积在心肌细胞内，约十分之一的病人会发生充血性心力衰竭，心脏弥漫性增大，如果没能小心鉴别，非常容易当成特发性心肌病。疏漏原发病变，当成特发性心肌病的后果，就是越治越差。

对怀疑血色病的病人，最简单的检查就是血清铁、血清铁蛋白和转铁蛋白饱和度测定。

老张在我院血液科就诊，被告知是血色病。

那血色病怎么治疗呢？

首先饮食方面需要控制，多吃蔬菜、水果、豆类和谷物；尽量选择鱼类和家禽，少吃或者不吃其他肉类和海产品；尽量不饮酒或者少饮酒，喝茶或者喝咖啡能帮助降低体内铁浓度；此外，吃饭的时候不要同时吃水果。

对于血色病的治疗，公认的方法有两种。第一种，是大多数人采用的药物治疗，应用铁螯合剂譬如去铁胺进行静脉、肌内或皮下注射。铁螯合剂与体内多余的铁离子结合之后就能顺利排出体外。

但老张和他的二女儿听到铁螯合剂的价格之后，两人异口同声地问道："第二种方法呢？"

第二种方法就是放血疗法。静脉放血能够减轻体内的铁负荷。间断持续放血，能控制体内的铁离子水平。

听医生说完后，老张父女俩对视无言。二女儿继续掏出手机给哥哥妹妹打电话，讲来讲去也没个说法。

忧心忡忡的老张回到短租房。他想，三个小孩不给他出钱，那个药看样子是用不成了。但是医生不是说血放掉一点就会好吗，让自己淌血，这个不难。他跑到楼下的小区杂货店，买了最便宜的手动剃须刀。

夜深人静，老张睡不着。心衰发展到一定程度，人无法平卧，因为平躺的时候，全身血液比较能相对顺利地回流到心脏，心脏的负担越发加重，心衰的病人夜晚比白天更难熬。

　　他垫高两个枕头躺在床上，心里翻江倒海，眼睛盯着枕头旁边的剃须刀片看了半天，也下不了手。

　　过了很久很久，他心一横，走进走廊，眼一闭，对着水斗，右手拿起剃须刀片，朝着左手手腕狠心一划。一阵剧痛之后，老张听到他的血滴答滴答落进水斗里。

　　滴答，滴答。

　　滴答，滴答。

　　一阵巨大的惶恐在黑暗中朝着老张袭来。放血真的是这么放的吗？怎么还在滴？如果止不住怎么办？血会不会淌光？他脚发软，嘴发干，眼睛在黑暗的走廊里看到无尽的黑暗，然后，人事不省。

-8- 先天性心脏病治疗，赶早不赶巧

小陶离开急诊的时候，田阿姨还陪在老张身边抹眼泪。没钱的人生病太遭罪了！她为老张伤心，同时自己触景伤情。

田阿姨当年是迫于生计来到上海的。两个女儿嗷嗷待哺，老公谭木匠身体不好，家里没有壮劳力，眼看着一家人吃饭都成问题。

日落黄昏，家家都冒出袅袅炊烟，满腹心事的田阿姨刚刚回头往家走，在田埂上碰到了邻村的小姐妹。小姐妹可怜她，说："你这样做田，做死也做不到头，不如跟我去上海打工吧！"

就这样，自从出生之后活动半径没超过一百里地的田阿姨来到这个完全陌生的城市。她虽然不识几个字，但是凭借勤劳的双手和吃苦耐劳的性格，成为上海滩千千万万名钟点工阿姨之一。她从来不愁没活做，大家都信赖她，不但能拿到最高的小时工工资，还会收到各种旧衣物（"程医生，昨天另一个东家给我一包小孩衣服，质量多好哦，是羊绒的！"），逢年过节额

外收到小红包（"真过意不去，程医生，你每年都给我家小孩包红包！"），尤其是她带谭木匠来上海看病的时候，田阿姨服务的家家户户都向她伸出了援助之手。

谭木匠的毛病不复杂，他是先天性心脏病，动脉导管未闭。

大家都有经验，孩子出生的时候必须啼哭。胎儿在母体子宫内，肺泡是闭合的，子宫里没有空气。胎儿所需要的氧气通过脐带从母体获得，出生前的胎儿血液循环路径跟出生之后不一样。在子宫内，人人有一根血管，叫作动脉导管，但是，一旦呱呱坠地，这根血管就完成了历史使命，自动闭合。

但是，动脉导管自动闭合的时间因人而异，有些比较早，有些晚一点。如果到一周岁的时候，这根导管还是空心的，还能通血流，才被诊断为先天性动脉导管未闭。所以，刚出生的宝宝做心脏超声提示有动脉导管未闭，年轻的爸爸妈妈不要慌张，可以每隔 3 ~ 6 个月复查一次，有的宝宝会自己长好的。

动脉导管到了一周岁还没闭合，如果只留下很小很小的缝隙，经过医生评估，从动脉导管残留的缝隙中挤过去的血液量很少，其实也可以继续观察，多数没有大碍。现在条件好，仪器设备、医疗水平先进，如果换作从前，很小的动脉导管未闭一辈子也不会有啥不舒服，跟正常人一样，能够安然度过一生。其实，在我们的临床工作中，经常发现很小的动脉导管未闭的病人。这些人可以每年做一次心脏超声检查，权当体检，纯粹为了心里踏实一点。

但是，对于血流通过较多的动脉导管未闭，则建议尽快做手术将其封闭，手术时机越早越好。否则，这种先天性的心血管畸形会影响生长发育，导致心脏缓慢扩大，逐渐出现肺动脉高压。

农村医疗条件差，谭木匠一直到长大成人，动脉导管未闭也没被发现。病变长年累月持续发展，引起心脏功能减退，渐渐地无法承担体力劳动。田阿姨拖着他来上海的时候，谭木匠不但左心室明显扩大，而且合并重度肺动脉高压。

肺动脉高压，是人体的另一种高血压。肺部压力异常升高，不但损害肺脏，并且牵制全身。肺动脉高压是所有疾病中痛苦程度最高的一种，严重的肺动脉高压病人到了晚期，肺部无法获取充足的氧气，骨瘦如柴，嘴唇青紫，特称为"蓝唇人"。

田阿姨回老家接谭木匠之前，我已经反复给她科普过相关知识。以前，这个毛病要开大刀，切开胸壁，找到动脉导管，将其扎闭或者缝闭。现在不用这么痛苦了，绝大多数动脉导管未闭都可以采取经心导管微创封堵的技术将其治愈。

经心导管微创封堵，就是用一根很细很细的导管，从大腿根部的股动脉插入，沿着血管不断深入，直至动脉导管未闭的部位，然后用一个形似瓶塞的装置，将其塞住。现在这是一项非常成熟的技术，顺利的话，十几二十分钟就搞定了，隔一两天就能出院。

可是，等谭木匠来到我院完善相关检查，我看着心脏超声诊断仪上的图像皱起了眉头。

田阿姨见我不说话，急得要哭。

我安慰了她几句，拨通了达叔的电话。

达叔者，我院心内科周达新教授也。他数十年来潜心主攻先天性心脏病微创介入治疗，是国内最早开展先天性心脏病封堵手术的专家之一，尤其擅长缺损大、角度偏、合并肺动脉压力升高的疑难病例。

达叔仔细研究了谭木匠的病历。确实拖得太晚了，谭木匠已经表现出非常典型的肺动脉高压体征，嘴唇呈现青紫色，错过了最佳时机。但是，如果听之任之，病情还会进一步恶化。达叔亲自与谭木匠和田阿姨深入交谈，田阿姨恳请达叔放手治疗。

重度肺动脉高压的病人，硬做封堵手术的话，有可能引发肺衰竭和死亡。如果病人和家属心存顾虑，医生也往往不敢冒险。看病没有那么简单，白就是白，黑就是黑，而是大多数情况下表现为深浅不一的灰色，再浅一点儿，手术成功皆大欢喜；再深一点儿，很可能抢救无效人财两空。

病人总觉得，到了医院，医生决定一切，但实际上很多情况下，起决定作用的是病人及家属的态度和决心，这样医生才会与之共同铤而走险。

田阿姨打心眼儿里信赖达叔。

达叔先给谭木匠漂了个右心导管，就是采用右心导管重新测定谭木匠的右心室压力以及肺动脉压力。

看到这里大家可能要问了，谭木匠不是已经确诊为重度肺动脉高压了吗，为啥还要再次测定？

那是因为，医学上的检测往往多种方法并存。医生总是循序渐进采用无创、便宜的方法，先对病人进行诊断。心脏超声无创并且价格相对低廉，是临床上发现肺动脉高压最常用的手段。但影像学检测大多基于计算机对图像信息再处理，对于谭木匠这样的病人，心脏超声检查的主要目的是为诊治疾病提供参考依据。右心漂浮导管测压，才是铁板钉钉的真实数据。

谭木匠右心漂浮导管的测值提示，他的肺动脉压力和肺总阻力确实明显升高，但还没达到绝对禁忌做手术的程度，大家看到了一线曙光。随即，达叔让谭木匠先采用药物治疗，服用西地那非控制肺动脉压力，病情平稳之后，顺利实施了介入手术。

田阿姨从来没有想过，她为了生计来到上海做钟点工，却因此改变了整个家庭的命运。来上海治好心脏病的谭木匠日渐康复，嘴唇也越来越红润。

所以，一旦发现先天性心脏病，必须请医生进行专业评估，如果确实需要手术，千万不要拖延。先天性心血管缺损如果不及时纠治，只会越来越坏，不但肺动脉压力逐渐递增，还会最终导致心力衰竭。

西地那非等控制肺动脉压力的药物尽管也有一定疗效，但是，如果不从根本上解决问题，光吃药是远远不够的。

-9- 每个人都可能撒谎

说起西地那非，我还有一个印象深刻的病人。

有一次，有个小伙子通过网上平台向我问诊。

他一直身体健康，但最近几个月，经常无缘无故晕倒，多数发生在他去健身房锻炼的时候。

他把每年体检资料整理得整整齐齐，分别拍照上传给我看。

可从这些资料中，我看不出任何端倪。

于是就问他：到底是每次仅仅头晕，还是确实晕倒在地人事不省？每次持续多长时间？发作的时候测量过血压吗？

他回答说有三次意识丧失。至于发作持续的时间，每次长短不一，短则几秒钟，长的时候十几分钟也有过，没量过血压。

越是司空见惯的症状越难判断。

这个跟厨师能否把家常小菜做得回味无穷其实更考验手艺，是一样的道理。

我想了想，说下次如果再发作，一定当场测量一下血压。

第二天傍晚，他又去健身房了，再度出现头晕目眩的症状，因为事先跟健身房打了招呼，他们立马给他测量了血压。

果然，血压只有 80/50 毫米汞柱。

而一般认为，成年人上肢动脉血压低于 90/60 毫米汞柱即为低血压。

大家平时都觉得高血压可怕，其实低血压更加麻烦。

除了有些人天生血压偏低一些之外，比如体质瘦弱的老人和女性，还有各种疾病，比如急性心肌梗死、严重创伤出血过多、过敏、恶性肿瘤、营养不良等，也会引起低血压。

但明摆着这个小伙子这些问题都没有。

这就有些奇怪了。

"我就说你这个低血压这样网上问诊恐怕很难解决问题，看病看病，医生得看到病人才能获取更多信息，你找时间来一趟吧。"

他马上说："没问题，我是杭州人，但今年被派驻在嘉兴分公司，来上海很快的。"

隔了几天，他真的来了，而且老妈也陪着。

老太太一脸焦虑，一进门就说："程医生，我还没添孙子，麻烦您好好给我儿子查查。"

那么，究竟是什么导致一个年富力强的小伙子低血压呢？

有些药物会引起血压降低。一问，小伙子跟他妈妈不约而同地头摇得像拨浪鼓。

也是，每天去健身房锻炼，还能被公司安排外派工作的男人，怎么可能会长期服药呢?

实在找不到明显的头绪,我说要不做个直立倾斜试验吧,看看问题是不是出在静脉血管上。

一个成年人,体内水分占据体重的 70%。如果把成年男人比作一个一米八的装水的容器,这个容器竖放和平放的时候,水压居然可以相差无几,大自然造物多么奇妙!奥妙其实在于,人体血管交感神经和副交感神经相互制约,通过非常微妙的机制,维持血压正常。

当然也有某些人这种平衡感不好。

而直立倾斜试验就是基于人体这个特点,来辅助检查静脉血管是否正常。

不过,这个检查当天做不上,得预约到三周以后。

看着妈妈走出诊室,小伙子忽然快步走回,压低声音说:"程医生,我刚才忘记跟您说了,我这段时间一直在吃伟哥,这个会有影响吗?"

原来是这样!

可能是想尽快要孩子,自己又被派到外地,所以他周末回家的时候吃药提高效率!

我赶紧跟他说:"有影响!快喊住你妈妈,那个检查单不用付费了!"

可算找到原因了。

伟哥是药物商品名,其化学名就是西地那非。

西地那非问世之初,只是一个斯斯文文的心血管处方药。

但在应用过程中,种花得柳,有些心脏病病人意外地发现,服用这种药物之后,自己的阴茎勃起功能障碍神奇地好转了!

从此,西地那非这个拗口的化学名一再被边缘化,而以"伟哥"的名字雄霸江湖。

西药一般都有两个名称。一个是化学名，表明药物的化学成分；但病人记住的往往是商品名，商品名是制药公司给药品起的名称。同一种化学药物，张三公司生产，李四公司也生产，所以，有一些药物尽管名称迥然不同，其实是一种药。

去医院看病时，一定要尽量告知医生最翔实同时也是最准确的信息，病人既往和当前的用药情况至关重要。但是，很多病人和家属对此比较疏忽，经常说："程医生，我每天吃降血压药，就是那种一粒一粒小小的、红颜色的！"

不确切的信息，会让就诊效果大打折扣。

所以，我总是关照我的老病人，看病的时候不妨带上空的药品包装盒。这样，医生不但能看到药物的商品名和化学名，还能看清楚制药公司和剂型，避免差之毫厘，谬以千里。

比如，用于治疗心绞痛的药物有消心痛、欣康、臣功再佳、莫诺美地、依姆多、长效异乐定等，其实它们是不同制药公司出产的同一种药物，化学成分都是硝酸酯类，但是药效长短、强弱以及服用方法并不一样。

即便是同一家公司生产、名称一模一样的药，也有不同剂型规格。比如有一种心血管常用药，化学成分是地尔硫䓬，就有两种不同的规格：一种规格是一片90毫克，一天吃一次；还有一种规格是一片30毫克，一天吃三次，然而，它们的商品名都叫"恬尔心"！

"伟哥"在医生的眼里，它还是西地那非。西地那非可能会引发低血压，尤其对于冠心病病人，如果在服用硝酸酯类扩血管药物，那么伟哥就暂时别碰了。这两者同时服用，会导致血压明显降低。

实际上，心脏科医生给女人也开伟哥的，目的是控制肺动脉高压。这也是我跟从事泌尿外科的老刘在专业上相互交叉的共同关注点之一。

伟哥从诞生伊始，就跟心血管有关，到现在也撇不清干系。所以，服用伟哥，除了关注性功能，也要关注心功能。

后来，每次遇到低血压的病人，我总会想起这个小伙子。

我一直跟陶星宇强调，看病看病，医生得看到病人本人，即便看到病人本人，还得仔细询问和观察。人，不是单纯的物质，人的大脑思维活动极其丰富，当医生的如果不会察言观色，不努力通晓人情世故，就算把书本全部背下来，也是枉然。

我喜欢看美剧《豪斯医生》。豪斯医生有一句话一直挂在嘴上："Everyone lies"。我将其翻译成"每个人都可能撒谎"，不算很贴切。不是人人都爱撒谎，而是每个人都会有意无意地掩盖一些不希望别人知道的东西。

我们眼睛看到的是表象，耳朵听到的是表象，甚至化验单上显示的也是表象。

所谓好医生，就是善于拨开表象，发现本质。

-10- 另类诊断依据：病患的家长里短

田阿姨的情况不算复杂。中年妇女胸部不适、胸闷胸痛，首先得排除心肌缺血。

田阿姨肠癌手术前做过冠状动脉CTA，检查下来有冠状动脉粥样硬化，狭窄程度20%～50%。尽管冠脉管腔基本通畅，但依然不能掉以轻心。

因为，她的化疗方案中含有氟尿嘧啶。

氟尿嘧啶是一种肿瘤化疗时经常用到的抗代谢类药物，其心脏毒性的发生率接近10%。氟尿嘧啶的心脏毒性主要临床表现为胸闷、胸痛、心悸、气促、心肌梗死等，主要可能是因为这种化疗药会诱发冠状动脉痉挛。

冠状动脉痉挛时血管强直扭曲，引起血管不完全性或完全性闭塞，从而导致心肌缺血，继而心绞痛、心律失常，严重者甚至会发生心肌梗死乃至猝死。

我给田阿姨做好心脏超声，陶星宇复制了图像去办公室工作站分析数据的时候，田阿姨忍不住又提到老张。我也觉得百感交集。

疾病生在人身上，而人是社会的人，是家庭的人。家庭和社会的关系没捋好，不但影响心态，而且会致病，或者生了病也很难治好。扑朔迷离的病情，大多存在难言之隐。

记得有一次，我跟二娘遇到了一个非常奇怪的病人。那时候我俩年纪不大，还不是中年妇女。

这个病人来自吉林省吉林市，也姓张，姑且称他为吉林老张吧。

吉林老张的女儿吉林小张在上海。她过年回家的时候，父亲再次生病，一度濒临病危。等病情稍有缓解，吉林小张坚决带着他来到上海。吉林老张其实很不愿意，他牵挂家里的孙女吉林小小张，不愿意出远门。

吉林老张每次发病的时候左侧胸部绞痛不已。来我院住院的时候，各方面检查都提示是扩张型心肌病。

扩张型心肌病的主要特征是心脏的左心室或左右两个心室的大小超过正常范围，同时伴有收缩功能障碍，发生心力衰竭。约三分之一的扩张型心肌病病人会猝死，是一种非常凶险的心脏病。

扩张型心肌病可以是家族遗传性的，也可以是病毒或者免疫方面的疾病导致的。长期大量饮酒会损害心脏，酒精性心肌病也可以表现为扩张型心肌病。此外，其他心血管疾病譬如冠心病、高血压、心律失常等，发展到晚期也会演变为扩张型心肌病。

饮水溯源，看病追根。对于扩张型心肌病，如果不能找到原发病因，治疗很难奏效。

那么，吉林老张的病因是什么呢？

他有高血压，但一直吃降压药，血压问题不至于引起心功能明显减退。

他在吉林做过冠状动脉造影，没问题。

他没糖尿病，也没甲状腺等器官病变。

二娘甚至还给他检测了微量元素。某些微量元素缺乏的时候，心脏也会发生异常。最著名的是以前东北有一种克山病。

克山病是 1935 年在我国黑龙江省克山县发现的，由此得名。据资料调查，得了克山病的人心脏增大，同时伴有心功能不全。克山病全部发生在低硒地带，病人头发和血液中的硒明显低于非病区居民，口服硒制剂能够预防克山病的发生，说明硒与克山病的发生有关。

尽管吉林老张并非来自黑龙江，但对二娘这个上海人来说，东北那嘎达就是一个地方！可是，老张也不缺硒。

那他的病因到底是什么呢？

谜底等潘校长查房之后，终于揭晓。潘校长大名潘乃安，是我们的师兄。潘师兄博学强记，我们公认他的水平超越医院院长，足以担任我们上医的校长，故名潘校长。不过那时候他还是主治医师，尚未晋级为校长。

潘校长还有一个外号叫呆霸王。他这个人吧，有才是有才，但是太不懂变通，你文献读得多，也不能不分场合跟人较真儿吧？好几回，在场的都是德高望重的老教授，他讨论病例发言没个完，引经据典、刨根问底，搞得人家上级医生下不了台。

给吉林老张查房的那次，记得那是一个晴朗的早晨，充分准备的二娘详细汇报病史，我在一旁偶尔补充。二娘呱唧呱唧讲得差不多的时候，潘校长示意她停住。

潘校长问二娘："你刚才说，这个病人每次都是到过年的时候发病？"

"对呀。"二娘点点头。

潘校长若有所思地看了二娘一眼："病人每次都在固定的时间发病，你难道不觉得很奇怪吗？"

查房一结束，潘校长就去找吉林小张单独谈话。吉林小张很是疑惑，这位医生长得倒是相貌堂堂，怎么不问爸爸的病情，尽盯着他们家的是非长短。

等潘校长结束谈话，他告诉二娘和我，这个病人应该是缺血性扩张型心肌病。他情绪应激后反复发生冠状动脉痉挛，心肌多次缺血之后细胞坏死，心脏扩大，演变成现在的样子。

原来，吉林小张有个不争气的哥哥吉林大张，酗酒、赌博样样来。黄赌毒一旦沾上很难翻身，老婆受不了离婚了，留下女儿小小张跟着爷爷奶奶。

吉林老张夫妻俩彻底失望，就当没这个儿子，随这个流氓自生自灭。但儿子却一直惦记着老两口的房子和积蓄。平时不让他回家，春节一家人总得团聚。吉林大张每到过年的时候大摇大摆地回家吃吃喝喝，喝多了说出来的话都不像样子，指着这个点着那个说："反正房子是老子的，钱也是老子的！你们现在不给，等到死了，想不给都不行！"

于是，过春节家家户户张灯结彩，但对于吉林老张，却是一年一度的难关。不成器的儿子每次不是喝到烂醉胡说八道，就是硬扯着小小张把孙女吓得拼命哭闹，跟家里人一言不合就骂骂咧咧的，甚至还打小小张。

冠状动脉痉挛的诱因很多，情绪波动是其中重要的一种。过度兴奋、紧张、焦虑、惊恐等，都可能引发冠状动脉痉挛。

吉林老张每次都被不孝逆子气得犯病，多次冠脉痉挛、心肌缺血。

冠脉痉挛发作的时候，可以舌下含服硝酸甘油舒缓紧张的血管，平时可服用钙离子拮抗剂，如地尔硫䓬，以及 β 受体阻滞剂。但吉林老张的疾病一直没能确诊，以至于拖成现在这个样子。

这个病例，让我俩对这个呆霸王再次心服口服。

我的手机微信有很多群聊，紧挨着"小2班数学后援团""2班通知群""2班家长抱团取暖"以及最重要的"九2六月迎清风"群后面的是"华夏心脏病沙龙""中美心血管互动群"。这些群里经常讨论疑难病例，每次都争论得热火朝天，但经常潘校长一现真身，群里就变得冷冷清清，令人相当扫兴。

有一次，有个江西的同行在"华夏心脏病沙龙"群里发了一个疑难病例。

病人中年男性，在装修公司工作，不明原因双脚浮肿。当地医院检查提示左右心房扩大，心肌肥厚，心功能降低。

既然有心肌肥厚，那肯定得先排除高血压性心脏病。如果血压明显升高不予治疗，久而久之心肌就会肥厚。

也要排除肥厚型心肌病。肥厚型心肌病是一种遗传性病变，携带致病基因的人心肌明显增厚，而且他们肥厚的心肌华而不实，不但不能增强心脏收缩功能反而适得其反，引起心功能逐步减退。

有些心脏瓣膜病也会导致心肌肥厚，比如主动脉瓣狭窄。主动脉瓣是心脏里的一扇房门，这扇房门如果打不开的话，房间就要用加倍的力气把血液从狭窄的门缝中挤压出去。房间的墙壁反复用力，肌肉就肥大了，左心室壁也就肥厚了。

先天性心脏病也不能除外。先天性主动脉瓣上或者瓣下狭窄，好比在房门前面或者后面增加了门框，这些多余的门框往往还很小，也妨碍血液流动，也得房间的墙壁多费力气去挤压。

群里大家正在讨论呢，潘校长忙好手头的事情，看了两眼，发言了：这个病例不是很明白吗？他心肌肥厚，心电图却低电压，心脏超声图像上肥厚的心肌质地呈毛玻璃状，还讨论什么！肯定是淀粉样变心肌病，赶紧去做活检苏丹红染色！

潘校长句句都讲在点子上。

心电图左心室高电压是一种非常常见的心电图诊断，但它却不是疾病，而是很多疾病可能出现的一种表现。

心电图的波形是心脏的生物电流变化在身体表面的投映。心电图左心室高电压多见于高血压病人，心肌肥厚了，生物电也强一些。

长期抽烟喝酒的人，其心肌细胞的电流会发生改变，心电图可表现为左心室高电压。

神经功能紊乱时，做心电图也有可能发现左心室高电压。

此外，左心室高电压甚至也可以出现在正常人身上。

所以，如果心电图提示左心室肥大，先别慌张，不一定就有心脏病。事实上，经医生综合评价，再辅以其他相关检查，很多人往往最后虚惊一场。

但是，心电图提示的左心室电压也有重要的临床参考价值。比如对于淀粉样变心肌病，这些病人心肌增厚，但心电图左心室电压非但不升高反而明显降低，是这种疾病与众不同的特征。潘校长只要看一眼，心中已明了。

潘校长的观点完全没错，但这么直截了当真的好吗？原本热火朝天的探讨被他说得戛然而止，再没有人继续发言了，就好比大家伙儿正在兴高采烈地你来我往玩投篮呢，你跳起来一连十个三分球，比赛直接结束！

我事后复习了群里的讨论，暗自窃笑不已。同事这么多年，呆霸王看样子是不会改变了。不过，我相信尽管有人心里不满意，但大部分同行还是钦佩潘校长的。

　　潘校长响当当的本领当然不是从天而降的。他是一个注意力极其专一的人，除了上班看病做手术，其余所有时间都在看书。他不但看心内科的专业书籍，每天坚持查阅文献，还看心外科的手术图谱，心电图就更不用说了。

　　他有段时间甚至还专门对心脏超声经典教材进行了深入研究，一边看书一边跟我出诊，对照病人的心脏图像理论联系实际。所以，大多数心内科医生只会看报告，但他会读图。凭借这一点，他的水平再上了一层楼。试想一下，别人都会骑自行车，但潘院长不但会骑车，还会修车，对各个部件如数家珍，那能比吗?!

-11- 我竟然误诊了！

不过，最近两年潘校长有点不对头。

一开始二娘跟我咬耳朵，说潘校长跟朋友合伙在田林开了一家火锅店，我打死都不相信。他哪有时间呀？再说了，看文献他行，餐饮业可不比看文献轻松，食材要新鲜，卫生得保证，还得请厨师，招聘服务员，想想就头疼。

可没想到，当天我就去了潘校长的火锅店，来个眼见为实。

那天上班的间隙，二娘看了一眼手机，忽然吓得一哆嗦。韩妈发来一条信息："赵蓁蓁妈妈，方便时请回电。"

对于韩妈，"2班家长抱团取暖"群里流传一句话："天不怕来地不怕，就怕韩妈小窗约谈话！"

我当然也被韩妈不止一次微信小窗过。韩妈每天要在小2班群里发送N条信息，有表格、有评论、有图片、有视频，实况转播孩子们的学习动态。

对于被点名的孩子，家长必须有所回应，否则韩妈会逐一约谈，不断告诉你一个即将升入初三的孩子的老妈应该如何端正作为家长的态度！

有一次，我上班实在太累了，对韩妈在群里点名 Happy 作文没交的事情没有及时跟进，快下班的时候，韩妈的微信小窗打开了："Happy 妈妈，我知道您是医生比较忙。但是，您有些工作以后还可以补救，而孩子的教育是绝对无法等候的！再过一年多就要中考，究竟是'四大天王''八大金刚'，还是一般的高中，将来小孩的发展是完全不同的！我们常说，高中好比是四层蛋糕，就看您想让自己的小孩站在哪一层！……"

"四大天王""八大金刚"我懂的，可蛋糕不管有几层，吃起来有啥区别？

但是，韩妈对我单独微信开小窗，我早已吓得魂飞魄散，哪里还敢追问蛋糕，赶紧卑躬屈膝反复解释，并且下决心、写保证："韩妈您讲得对！上梁不正下梁歪，我今晚回家一定认真检查 Happy 同学的作业，再跟您汇报！"

我们都对韩妈俯首帖耳。这不仅仅源自韩妈历届学生和家长流传下来的口碑，还感动于韩妈的敬业精神。作为一名颇有声誉的老教师，韩妈事必躬亲，细致入微。别的不说，每天一早七点之前必到学校，先拍一张题为"清晨校园真美丽，有啥理由不学习"的照片发给大家欣赏。

八点我们刚开诊，韩妈的例行粉红小纸条准时出现在班级群里。韩妈坚持每天一早批作业，把这次最棒的和落后的先后排序，写在她特有的粉红小纸条上广而告之。每天放学，还要留下几个有问题的小孩单独辅导，回家的时候总是披星戴月。如果家长感动得不行想送点礼物略表谢意，对不起，韩妈一定给你退回去。大家说说看，这样的老师，怎么不让人由敬生畏？

二娘赶紧给韩妈回电。我也在一边陪着二娘紧张，这次非同小可，韩妈无比恼怒，蓁蓁闯了史无前例的大祸！

原来，班上有个调皮捣蛋的男生给韩妈起了个谐音外号"蛤蟆"，他偷偷拍了韩妈的头像，这个小家伙电脑用得很好，他用制图软件把韩妈的头像做成好几个微信表情包，让一只蛤蟆长着韩妈的脸，有的哭，有的笑。做好了觉得很得意，发给同学们分享。有七八个孩子独乐乐不如众乐乐，转发到朋友圈，被韩妈抓个正着，蓁蓁也是其中之一。

韩妈生气的第一条是不尊重师长；第二条是那个调皮的男生作业没完成却有时间搞歪门邪道；第三条是居然有多个学生违反学校规定在校园里擅自打开手机玩微信！

二娘从电话中意识到了事态的严重性，赶紧屁滚尿流地跑去跟韩妈当场赔礼道歉。韩妈秉承一贯以来铁面无私的态度，没有给二娘这个中山医院的医生留一点面子，当面对家长进行了长达半小时的继续教育。二娘被训得灰头土脸，怯怯地离开韩妈办公室，领了蓁蓁和 Happy 放学回家。

二娘走出校门又生气又心烦，按照她的脾气，恨不得把蓁蓁暴揍一顿。但是，青春期的孩子最让人头疼，父母话说多了孩子立马叛逆，娘了个冬菜，咋办？二娘强忍怒火，在心头默念了十遍"娃是亲生的，基因是我的"。然后，想出来一条锦囊妙计。

只要开动脑筋，世上没有难事——让程阿姨来跟她说！

这是我俩协商的办法，蓁蓁和 Happy 念了初中之后，各种不把老妈放在眼里，但跟别人的老妈谈话态度还算不错。所以，我们就来了个交叉教育。

"今天反正是周五，我们三个已经在去餐厅的路上了，程阿姨，我地址发给你了，赶紧的！"肥水不流外人田，二娘索性去了潘校长开的火锅店。

我那天其实非常忙，但必须响应二娘的召唤。接到信息之后，我把手头的各种事情三下五除二迅速搞定，连奔带跑赶到店门口，定睛一看，简直瞠目结舌，这家门牌上赫然写着：小燕子穿花衣——时尚主题火锅餐厅！

这居然是潘校长开的餐厅？

吃饭的时候，二娘不停朝我努嘴。她倒好，自己负责涮肉，让程阿姨负责苦口婆心。我从盘古开天辟地一直讲到乔布斯如何打造苹果手机，各种英雄光辉人物轮番登场，蓁蓁吃得小肚溜圆的时候总算交代了一句，以后不在学校玩手机。一顿饭吃下来，我骨架都快散了。

回到家，我马上告诫 Happy："你可不能犯这样的错！"

Happy 嬉皮笑脸地说："怎么可能呢！我哪有那么傻！"

我心想，这还差不多。

Happy 一边扭着步子一边回自己房间写作业，回眸一笑添了一句："我发朋友圈肯定屏蔽韩妈和你啊，我哪有那么傻！"然后轻轻关紧房门，留下她目瞪口呆的老母亲孤零零地伫立在客厅中央万般凌乱。

啊！中年妇女为什么这么苦呢？为什么教育小孩如此复杂呢？为什么我能把研究生一个个带得不错，但一想到要搞定自己的小孩就头大如斗呢？

随着 Happy 中考的时间越来越逼近，我看陶星宇的目光也越来越异样。这个孩子虽然时不时闯出点小纰漏，但踏实肯干，主动钻研。我跟老刘不止一次讲过，要是 Happy 有这么优秀就好了。老刘每次都不以为然，说："我女儿哪里不好了，她能吃能睡，性格开朗，爸爸妈妈都不在家的时候，她点外卖留信息的时候无师自通写'刘先生点餐'，安全防范意识十分到位，还经常趁你不在场的时候，要我给她发个小红包去便利店撸串。我觉得她聪明得很！"我对老刘只能哑口无言，话说男人历来认为崽崽是自己的好，跟他是讲不出结果的。拼中考，归根结底还得靠老妈！

过了大概十分钟，陶星宇带着测好的三维斑点追踪显像的数据回到诊室。田阿姨的心功能处于正常范围。不过，对于肿瘤治疗可能引起的心肌损伤，单一手段评估价值有限，我让小东拿好检查报告，再去诊室找二娘，等我给预约好的六个病人做好心脏超声检查后，我跟小陶也会去诊室参加最后的讨论的。

小东很客气地对我道谢，我忽然意识到，田阿姨在我家做钟点工的时候，正是我现在的年纪呢！虽然田阿姨没有多少文化，但她把小孩教育得多好，小东浑身透着一股机灵劲儿，特别会说话。

田阿姨暂时告一段落。陶星宇往外面看了一下，脸挂下来说："火小弟进来吧。"

这也难怪小陶，火小弟来看病是半个月前的事儿，如果不是我已经工作整整二十年，早已练就金刚不坏之身，如果年轻几岁，这老头儿哪能那么容易！

事情的经过是这样的：那天我出门诊，病人特别多，号是早就挂满的，后面又加了将近十个号，有些是我的老病人，有些是熟人托来的，情面上无法推却。

我有很多从事其他行业的朋友也抱怨上班累，但是，再累能有医生累吗？我那天从一早八点开诊一屁股坐下去，马不停蹄看到下午两点。总算快结束了，火小弟慢慢吞吞地推开房门，要求加号。跟我出诊的陶星宇也累趴了，说不行不行，今天实在太晚了，程医生到现在还没吃中饭呢！

但火小弟不肯离开，他耳朵不好，小陶不管问什么问题，他都"啊？啊？"特别麻烦。小陶费了老鼻子劲，才搞明白原来他左边肾脏做了肾癌切除，现在血压控制得不好，他打听了很久，听说我对这方面比较擅长，今天一早从宝山换了四次地铁，这会儿才到。小陶跟他解释了很久也白搭，他赖在诊室里，反反复复地念叨："阿拉退休工人老作孽的，侬照顾照顾我。"

小陶瞅着我，只要一声令下，他就直接把这个老头撵出去。我想了想，还是给火小弟加了号。

《大医精诚》曰：医生看病时"不得瞻前顾后，自虑吉凶，护惜身命"。

积累了一定阅历之后，我们才会从不同的角度考虑问题。世间万物是立体的，而不是看上去的一个平面。医生要经常站在病人的立场出发，才能做得更好一些。火小弟的病历卡上确实显示住址在宝山，年届八旬的老人穿越上海市区来到我们医院，不容易。

再者，我们很多年轻医生一直诟病医疗行业为服务业，觉得自己才高八斗，病人来看病都是仰望我们的，这种看法我很难苟同。

人人为我，我为人人。医生也是一种职业，无论把我们这个行当归纳到什么领域，我们都要服务好每一位病人。这是最朴素的职业操守，没有病人，就无所谓医生，从这个意义上来说，病人是医生的衣食父母，将近两千年前唐代圣手孙思邈在《大医精诚》里早已阐述清楚："不得问其贵贱贫富，长幼妍蚩，怨亲善友，华夷愚智，普同一等，皆如至亲之想。"如果病人很烦，就把他当作自己的家人看待，也就能妥善应对了。

可没想到的是，隔了一周，火小弟又来了！

陶星宇还以为他又想加号，可他这次不是。火小弟从手里拎着的环保袋里拿出一张发票，因为听力不好，小陶跟他比画了好几次，也没弄明白。还好这次有个比他年轻一点的老伯伯陪着一起来，他告诉陶星宇，火小弟的意思是说程医生上个星期把费用搞错了，他一个退休工人没多少钱，她让他自费支付了两百多块，这要有个说法吧？

我仔细看了那张发票，确实是那天实在太累了，忙中出错。

医保病人看特需专家的时候，同时挂两个号，一个是特需号，另一个是普通号。特需是问诊费，如果开药开检查的话，得开在普通号下面，如果开成特需了，医保就不能用。

小陶很不耐烦，说："那天还不是你左右哀求给你加了号，我老师累得不行还坚持照顾你，就算出了点小纰漏，也就两百块钱。现在你药也吃了，还想咋样？再说了，医院的账目都是当日清算，你这都过了一个星期了，没办法更正了。"

小陶这么一说，火小弟越发激动了，他把发票递到小陶鼻子底下指手画脚，讲话的声音也越来越大。小陶的语气也越来越强硬，他回头看了我一眼，如果我示意的话，他马上就呼叫保安师傅过来。

我想了想，喊住小陶，让他别说了，转身拿出钱包，取出弄错的两百多块药费递给火小弟。

陪火小弟来的老伯伯和小陶都愣住了，连说："你这是干吗？你也不至于自己给他赔钱吧？"

只有火小弟伸手接过钱，步履蹒跚地离开了。

后来，我跟义愤填膺的小陶谈心。人跟人是不一样的，两百块钱，对于我们而言，或许买一件衣服、吃一顿饭都不够，但对于拿退休金的老人，两百块钱的分量或许很重很重，否则他哪会那么老远又从宝山跑过来？

小陶不服气，说："老师你没仔细看，这个老头子穿的夹克衫是名牌，他不是穷人。"

我说："他自己到底有多少钱，跟我们没关系。确实是我搞错了，这个是事实。这么点钱，权当做慈善吧！再说，时间已经过去一个星期，如果请财务老师重新返工，你看火小弟那个架势，他能处理那些烦琐的步骤吗？此外，有些无关紧要的事情不要斤斤计较，最好大事化小，小事化无，否则他要是不甘心去上访投诉，更加麻烦！"

小陶当时总算勉强接受了，可火小弟这次居然还想来看病，他上次就没熄灭的火气又上来了。

但这次火小弟不是一个人，搀扶着他走进诊室的，应该是他女儿，姑且称之为火女士吧。从火女士的穿着打扮来看，他们的经济条件确实不差。

我正在想火小弟这次来的目的，忽然看到他们后面居然跟着潘校长！

咦，他来干吗呀？

然后，更加诡异的事情发生了。

那位火女士，从包里拿出一个信封递给我："程医生，上次我爸爸给你添麻烦了，药费还给你。"

我看了一眼小陶，小陶也在看我。

我把信封推回去："其实不用的，确实是我弄错了，也没多少钱，老人家就拿着吧。"

火女士再次把信封递过来："那怎么行，哪有看病吃药让医生掏钱的！"

我正准备再次推辞，潘校长一把抓过信封塞进我的白大衣口袋："人家真心诚意还给你，你就拿着。"

我觉得那也不是不可以。

没想到，潘校长接着先把我摁坐在椅子上，他自己也拉了一张椅子坐下，面对面看着我说道："可是，你把人家父亲误诊了！"

我腾地重新站起来。这都哪儿跟哪儿呀！那个火小弟不就是个早搏，他虽然冠心病放过支架，但上周心电图和肌酸激酶都没啥变化，能误诊成啥？

再说了，退一万步，就算是我搞错了什么，你当师哥的，不能私下提醒我吗？非得跑到诊室当着病人的面说？我的学生都还在场呢！

-12- 老人突然性情暴躁？警惕这种心脏急症

星期二，上午十一点，火女士提着两罐中老年奶粉和一袋苹果去看望父亲。

火女士每个周末都开车去宝山，给父亲带点东西，有时候带他出去吃顿好的。父亲虚岁 80 了，母亲退休后不久因病过世，父亲一直一个人住，听力好几年前就不行了，但他坚决不肯去养老院。不过目前这样也行，父亲虽然年纪越来越大，但脑子一直都还清楚，请了个阿姨给他做饭，生活基本能够自理。

这次因为连续两周出差，回来一放下行李她就赶紧去一趟，否则总归不放心。

到了父亲家，火女士觉得还好自己来了。也就两个星期没见，父亲好像一下子变得老态龙钟，刚才她敲门也不应答，还是她自己拿出钥匙开了门。难道耳聋进一步加重了？

　　再一看，不对头。桌子上放着剩菜剩饭，看样子不是今天的，厨房台面上各种瓶子和碗碟堆得乱七八糟。

　　火女士很生气，马上打电话给钟点工阿姨："这也太不像话了！我每个月工资到时就付，你怎么能这样对待老人?!"

　　没想到，钟点工阿姨开口就说："我不做了！你家爸爸乱骂人！是你家爸爸赶我走的！不相信你问问隔壁邻居！"

　　这究竟是怎么了？火女士挂了电话，先把桌子简单收拾了一下，让父亲坐下，贴在他耳边大声问："你中饭吃了吗？"

　　父亲答非所问："她搞错了！搞错了就要赔钱的！"

　　火女士心想糟了，父亲是不是老年痴呆了？这可怎么办？

　　火女士还没想好是带父亲就近先看病呢，还是索性开车去市中心的大医院，只见父亲站了起来，手里拿着的一沓东西散落到地上。看父亲的架势，他还要出门，嘴巴里自顾自地说着莫名其妙的话："搞错了！搞错了！我一个退休工人没有钱的！"

　　火女士又是惊讶又是害怕。她先关上房门，扶着父亲坐下，然后把他散落在地上的一摊东西捡起来看。有医保卡，原来父亲去过中山医院了。还有钱和出租车票。再仔细一看，不对，发票是上个星期的，出租车票却是今天上午的。

　　可能是屋里动静太大了，吵到了隔壁邻居。邻居一进门就对火女士说："你可来了！你爸爸今天一大清早吵吵闹闹，说中山医院的医生骗了他的钱，要去讨回来。怎么拦都拦不住，我不放心，陪他叫车子去了。他硬是问医生讨了两百多块钱！我跟你说，你爸爸肯定不对头！刚才，我还正在家里跟老太婆一起找你的电话呢！"

邻居跟火女士讲话的时候，火小弟再次站起来往门外走，一边走一边说话，声音越来越大："她搞错了！搞错了就要赔钱的！"

火女士既来不及伤心，也顾不上跟邻居道谢，抓着病历卡就带父亲去看病。热心的邻居也跟着。

事后，火女士越想越怕，如果邻居老伯伯没有一起上车，后果简直不堪设想！

火女士本能地觉得父亲的情况不简单，所以直接往我们医院开。上了高架桥之后，火小弟变得越来越烦躁，又叫又跳，简直张牙舞爪，要不是邻居摁住了他，肯定会出交通事故！

到了我们医院急诊，接诊医生安排火小弟先做心电图检查。

经过半天折腾，火女士也不耐烦了："我爸爸肯定是脑子出问题了，还做什么心电图？！这个心电图才 30 块钱，能派啥用场？肯定先查脑部 CT 呀！"

急诊医生见怪不怪，说："看病有常规，心电图肯定要做的。你爸爸这个年纪，不做心电图万一有事你自己负责！"

邻居拉了拉火女士，说："看病还是听医生的吧。"

结果，就这一张简简单单的心电图，让火小弟的病情水落石出。

火小弟的心电图多个导联 ST 段明显抬高，原来他再次发生了急性心肌梗死！

还好就诊及时，那天潘校长正好当班，立即从我院胸痛中心的急性心肌梗死绿色通道加快流程，给火小弟做了冠状动脉造影并植入支架，挽救了他的性命。

现在，火小弟的各项指标逐渐恢复正常，火女士讲述整个过程的时候，他耳朵背听不清楚，安静地坐在一旁，对我客气地笑。

太惊险了！我长嘘一口气，坐了下来，再次看了一眼小陶，小陶也在看我。

还好我那天给火小弟赔了钱！如果把他赶走，或者跟他吵闹，或者陶星宇脾气上来了推他、碰他一下，简直无法想象会发生什么！

越是常见的疾病，难度越大，越不能轻视。

心肌缺血的人，会有心绞痛。但是，千万别以为，心绞痛只是在心脏部位疼痛。

超过一半的急性心肌梗死病人，在发病前 1 ~ 2 天或 1 ~ 2 周就有所表现。最常见的是原先就有的胸闷、胸痛加重，或者发作时间延长，服用硝酸酯类药物效果变差；或者是原来没有胸部症状的人，突然出现胸闷、胸痛。

但急性心肌梗死的症状，绝不仅仅局限于此。

有些病人的心绞痛变化莫测，哪怕做了多年医生，依然有可能漏诊误诊。

我曾经看过一个病人，后来彼此成为朋友。他自己也是一名医生，而且在盐城当地是一位挺有威望的骨科专家，经常有人邀请他周末外出会诊。连续工作无法休息，他牙疼了好几天也顾不上。

有一个星期六，按照计划他要去另一家医院开刀。他早上起床之后牙齿疼得比前几天更厉害了，但他还是信守承诺，忍住牙疼，自己开车往返，坚持把事先答应的那台手术完成之后，才去口腔科。

等他回到自己工作的医院明确病情之后，所有同事没有一个不使劲骂他。"这是怎样的敬业精神啊！"他跟我说起他自己心肌梗死的过程，最后用这句自嘲进行总结。

　　请千万记住，急性心肌梗死时的心绞痛，除了胸口闷痛之外，还可以包含，但不限于：左侧上臂的不适感或者疼痛、上腹部疼痛、恶心呕吐、腹部发胀、头颈不舒服、下颌部位疼痛、牙痛等。对于高龄病人，由于急性心肌梗死的时候心脏排血能力下降，脑供血不足，甚至会表现为精神障碍，比如像火小弟这样。

　　年纪大的人如果短时间内性情大变、烦躁不安，除了脑血管意外，千万别忽视也有可能是发生了急性心肌梗死。

　　而心电图是心血管疾病最价廉物美的敲门砖，有时候，只要花30块钱，就能拯救一条命！

-13- 治得好病不等于救得了命

听完火小弟犯病的来龙去脉，陶星宇由衷感叹："急诊老师太牛了！"然后变得很担忧，"换了我就完了，我肯定会漏诊的！"

"不会！"潘校长拍拍他的肩膀，"只要踏踏实实，严格遵照指南和常规，就不会出大事！"

临床上有很多指南和诊疗规范，对于疾病的诊疗过程分步骤、分阶段详细阐述。什么时候应该如何治疗，有些会具体到如何用药、用药的时间、用药的剂量等，这些都是从无数病例中总结出来的宝贵经验，毫不夸张地说，是用无数鲜血和生命换来的。

看病不是儿戏，每一个步骤都可能关乎生死。医生的每一个决定，都应当反复斟酌，在遵循指南和规范的前提下，结合病人的具体情况以及自己的临床经验。

而且，这些指南和规范，并非一成不变，而是随着学科的发展，不断调整与更新。对于新的专业方向，更需要积累经验，及时分析总结。

我对潘校长的敬仰当然如同滔滔江水，绵绵不绝。但是话得跟他讲清楚，那天上午，火小弟是来让我赔钱的，并没有找我看病。

潘校长对我的解释并不满意："就算他没挂号，你难道没发现他比较反常吗？"

他是呆霸王，跟他不可能争出结果。不过，这件事我在心里也暗自敲响警钟。原本还以为自己德艺双馨呢，瞧，我不但给年老体弱的病人加号，而且忍辱负重赔钱给他，但即便是这样，依然还只是表象！知识无止境，医生永远都在路上。

不过，潘校长带火小弟过来，不是只来找碴儿的。他接着跟火女士说："程医生他们新开的这个肿瘤心脏病联合门诊，对你父亲这种情况最合适，他的高血压和冠心病，也要跟以前的肾癌病史放在一起综合考虑，你们以后就定期找她随访吧。"

师哥到底还是帮我的！我就说嘛，我们才刚开张，除了自己的老病人，火小弟怎么晓得提前来预约！

我给火小弟做完心脏超声检查，陶星宇复制好图像又一路小跑去办公室分析，潘校长却没有离开的意思。

人年轻时候的情谊最为深刻。

虽然我已人到中年，在某些病人眼里也算个专家，但在潘师哥的眼里，我依然是个不太喜欢学习的师妹。他从前怎样对我，现在依然如此。他看到好书的时候，会自己看完后借给我，而且煞有介事地给我制定时间节点："蕾蕾，你必须花一个月把这本书从头到尾好好读一遍，一定会有收获！"

潘校长的话我不可能不相信，但我是一个工作和家庭双肩挑的中年妇女呀！我哪里有空读完他扛来的那本比砖头还重的英文原版书？所以，好几个月，我只要远远地看到他，立即脚底抹油。

除了勒令师妹看书学习，潘校长还非常喜欢对我诲人不倦："蕾蕾，你们开这个联合门诊，真的很好。总得有人第一个吃螃蟹。肿瘤合并心脏病的情况越来越多，你要好好总结，给这些病人也要制定诊疗规范。不过，想做事总是很难的，万一坚持不下去也没关系，能做多少就做多少，人总得有理想！"

"嗯嗯，我会尽量努力，多谢师哥鼓励。"我一边口头答应，一边心里想着：呆霸王就喜欢胡扯，给肿瘤心脏病病人制定诊疗规范，别闹了，不同肿瘤五花八门，心血管病变也是百花齐放，两个碰到一起各种奇葩都有，给这些病人制定诊疗规范？我想想都头晕！再说了，这种高大上的东西怎么着也轮不着我呀，我只是看着病人可怜，拉着二娘他们小打小闹而已。潘校长啊潘校长，你真是高估我了！

为了避免师哥继续盯着这个问，我故意岔开话题："你的'小燕子穿花衣'现在生意怎么样？"

"经营不善，马上关门了。"

原来是这样啊，我得安慰安慰他："关掉也好。当医生的拿拿手术刀还行，拿不惯菜刀。"

然后，我瞄了他一眼，说道："你怎么会去开火锅店？"

"这个火锅店……"潘校长略一迟疑，回答得驴唇不对马嘴，"蕾蕾，你不是喜欢听故事吗？有一个病人我永远忘不了……"

七八年前，潘校长已经是心内科的副主任医师。有一天晚上，他刚到急诊接班，就来了一个病人。

病人是男性，30 岁出头，是从安徽淮南来上海打工的建筑工人。陪着病人来的是他的老婆，还有两个小孩，儿子三四岁，女儿六七岁，因为没人看管，也都跟到医院来了。

这个病人吃晚饭的时候胸部突发撕裂样的剧烈疼痛，直接从椅子上摔倒在地，全身佝偻、无法动弹、面色苍白，额头上冒出黄豆大的汗珠。

他老婆被吓傻了，只会哭，还是住在一起的工友帮忙打电话喊救护车把他们送到了我院急诊。

急诊 CT 报告出来，诊断十分明确，他发生了主动脉夹层分离。主动脉是人体血液河流的主干道，现在，维系他生命的大河正在开裂枯竭。如果无法立即手术，他就看不见明天早上升起的太阳。但是，即便尽快急诊开刀，死亡率也高达 50%，跟投硬币的正反面概率一样。

潘校长去跟他老婆谈话，他老婆还在哭个不停。但听到潘校长说"需要预交 20 万费用"这句话的时候，她突然不哭了，睁着大大的眼睛怎么也无法置信。

旁边陪同前来的工友跟着摇摇头："哪里搞得到 20 万啊？凑两万块都困难！"

病人躺在地上的担架上，时而昏迷，时而醒来。

在他清醒过来的间隙，他老婆附在他耳边说，医生讲了要马上开刀，但是要预交 20 万。

"20 万……"他喃喃自语。

两个小孩虽然不明白发生了什么，但是从大人的表情中，也意识到发生了非常重大的事情，四只小手紧紧地抓着妈妈的衣襟，一声不吭。

"你们怎么决定？"潘校长又去抢救了一个病人，回来催问病人的老婆。

病人的老婆跟工友商量了几句之后，开始打电话。

等潘校长再抢救了一个病人回来，她还在打电话。工友说，实在没办法，亲戚朋友都找遍了，最多凑到两三万。20万，对打工的人来说，简直是天文数字！

病人再度昏迷，心电监护仪开始惨叫！潘校长一把丢下手中的东西，马上跪在地上对他的心脏进行人工按压。

整整按压了十几分钟，病人虚弱地睁开了眼睛，看了看两个小孩，然后看着他的老婆："……没有钱？"

他老婆哗哗地流眼泪："借不到……"

"……"病人还想说什么，却没说出来，头一歪，再度昏迷。

潘校长一边吁吁喘气，手上继续按压，一边催促病人的老婆和工友："不能再想想办法吗？！"

病人的老婆一边哭一边说："这么一大笔钱，到哪里去借啊？！"

潘校长抬头看了一眼心电监护仪，心跳是回来了，但是时间不多了！他在脑海里飞快地把自己的财务情况梳理了一下，他一下子也拿不出20万现金！

怎么办？无计可施的潘校长唯一能做的，就是继续用力按压病人的心脏。

在潘校长的叙述中，我的眼前看到了经常在急诊看到的画面。病人躺在推床上或者放在地上的担架上，紧挨着监护仪和输液架。家属满面忧愁不停哭泣，医生和护士步履匆匆，各种药水被轮番灌注输入病人的体内。

他们有些转危为安，有些不幸撒手人寰。这，就是我们的工作环境。

时间长了，这些场景逐渐分离成两个平行世界，一个属于病人和家属，而医生处在另一个世界里。病人的喜怒哀乐与医生的情感路线彼此伴行，却不再交叉。我们考虑更多的是疾病的诊疗方案是否正确、病人是否欠费、家属的配合度，以及治疗时间的长短。他们，是我们工作的对象。这些对象在想什么、他们最大的困扰是什么，很少进入我们的视线。

在潘校长的努力下，病人再次虚弱地苏醒，他努力转动眼睛，看了看他的两个小孩，然后用很低很低的声音问他老婆："……没有钱？"

他老婆一边流泪一边攥住他的左手："借不到……"

两个孩子也跟着妈妈一起掉眼泪，他们的哭泣不是平常小孩的那种哭闹，他们抽噎着淌着泪水，小胸脯一上一下剧烈起伏。

病人费力地举起了右手，不知道是想抚摩他的孩子，还是想抚摩他的妻子，但举到一半又掉了下去。他完全睁开了眼睛，说了这个晚上来到急诊之后最长的一句话："……别借了……借了……也还不起……还有……小孩……"

然后，在呼天抢地的恸哭声中，心电图监护仪上拉出了一根长长的横线……

潘校长的故事讲完了。

时隔多年，他依然紧紧握住双拳，嘴唇紧闭，低头沉默了好一会儿才开始说话，声音高亢："那是我一生中觉得最失败的时刻，我他妈的从来没觉得那么窝囊！只要20万，两个小孩就还有爸爸！百无一用是书生，看书有个屁用！看再多的书，还不是眼睁睁地看着他死掉！"

潘校长不骂医院，医院每天都有很多很多病人，如果不执行预缴费制度，医院很快就会被各种各样的情况拖垮，从而无法运转；潘校长也不愤世嫉俗，我们当前的国情确实如此，人口众多，底子薄弱，医保只能量力而行，低水平、广覆盖；不过，他觉得应该有应急援助，比如在医院成立一个由各方资源捐助和监管的危急重症基金会，穷困人群在发生诸如主动脉夹层分离、脑血管意外、重大创伤的情况下，如果实在没有钱或者暂时凑不齐钱，由基金会出资拯救这些命悬一线的危急重症病人。

我惊讶地看着潘校长，忽然意识到：潘校长是为了这个才去开火锅店的吗？

居然果真如此。潘校长自嘲地笑了笑："原本想养只老母鸡，不断下点蛋。没想到开餐厅那么难，不但没赚到钱，还贴了不少！一开始就亏本，我还想坚持坚持，到处去会诊做手术，可是窟窿越来越大，只好关门大吉。"潘校长手上的活儿很好，很多地方请他去"走穴"，可谁也不会想到，他把会诊费用到这个地方了！

"师哥，你已经尽力了。应该会有相关人士解决这个问题的。"我感动地说。

潘校长盯着我的眼睛："谁是相关人士？"

我一时语塞。

"我们就是相关人士！"潘校长看着我，有点得意，"开餐厅这条路行不通，不过我有了更好的办法。"

-14- 想晋升？试试临床研究搞专利

潘校长自己设计的一种新型的可降解支架，终于找到了买家！

医学科技一直在不断进步，有些理念甚至会全部更新，新的诊疗方法不断涌现。

临床医生的脑海里经常会冒出新的思路，大多数是针对现有技术和医疗器械的改良。当然，科学研究的过程中也会诞生各种各样的成果。这些大大小小的想法和成绩，宛如涓涓细流，一开始非常不起眼。但只要坚持往前，经过改良和发展，有些会变成浩瀚的江河海洋。

经常有朋友问我，是不是当医生的特别具有奉献精神，否则长年累月超时工作，日夜颠倒反复值班，主动被动更新知识，还要不停承担各种责任，究竟怎样才能坚持得下来？但从我这二十多年来的切身感悟来看，成为好医生的先决条件其实是好奇心，是对专业的热爱和喜欢。如果医生能对病情饶有兴趣，那就会孜孜不倦地钻研下去。纵观古今中外，医学大儒都对自己的领域痴迷不悔。

潘校长很会开动脑筋。比如，做冠脉手术的时候，含有金属成分的心导管从手臂血管插入之后进入心脏，接下来怎么进行操作，得依靠 X 射线的引导和医生的手感，有时候难免将血管穿破。潘校长创造性地想出一种办法，用病人自身的脂肪对破口进行修补。

这个方法令人拍案叫绝。冠脉血管相当细小，心导管一旦戳出破口，如果置之不理，不但出血，而且可能在血管内形成血栓，但若修补的话，操作难度很大。采用人工材料修复破口，大小多少很难控制。而潘校长攫取一小点病人自身的脂肪，填塞在血管破损部位，脂肪组织松软有弹性，能有效堵住破口，而且能继续生长，最终与原本就存在的脂肪组织融为一体，不留任何痕迹。

除此之外，他一直对可降解支架情有独钟。这种冠状动脉支架植入人体后，构成支架的材质会随着时间逐渐降解，经过两三年时间悄然失踪。

潘校长最近几年一直在捯饬想给可降解支架升级，让支架在不断消融的过程中，不是白白地化为无形，而是不断释放一种微粒。这种微粒中含有药物，能够进一步治疗血管的动脉粥样硬化病变。

这种想法非常精妙。冠状动脉支架虽然能够支撑血管，但依然有10%的人会发生支架内再狭窄。再次病变的时候，只能支架内套支架，管径越变越小。其余90%的病人虽然病情得到了控制，但含有金属成分的支架一直留存在心脏里面，总归是个异物。

可降解支架是今后冠脉支架的趋势，治疗疾病踏雪无痕，如果病变血管再次狭窄，就能再次植入支架，而不用像现在这样，把心脏这幢小房子搞成铜墙铁壁。

而如果可降解支架在逐渐分解崩裂的过程中，还能持续释放药物，那就相当于把一个持续治疗的药泵插入了心脏，简直是"变废为宝"，一举两得！所以，药物涂层可降解支架，是最理想的。而在可降解成分中掺入怎样的药物，这个大有讲究。

"小燕子穿花衣"这番折腾虽然以亏损告终，但也并非完全是竹篮打水一场空。潘校长通过试水餐饮业，再看他的新型可降解支架的时候忽然灵光乍现，医学创新成果也可以卖钱的嘛！

他查阅资料之后更加增强了信心，国外医院的运营经费，大部分来自科研创新！譬如美国的梅奥医学中心等，他们把从临床工作总结出来的成果，转让给医药公司或者医疗器械公司，进行密切的产学研合作。新药或者器械投产销售之后，会给医院带来丰厚的经济收益，再反哺给医院和病人，真是两全其美！随着这个新型可降解药物涂层支架的研究逐渐完善，潘校长联想到，如果将它产业化，源源不断的产品销售额提成就会让成立危急重症基金会的梦想成真！

从此，潘校长长了个心眼儿，不但加快了手头的研究，也一直留意合适的机会。也是机缘巧合，上个月，有一家实力雄厚的器械公司对他的新支架产生了浓厚的兴趣！

真是太棒了！我在为潘校长感到高兴的同时，第一个念头就是想告诉二娘这个消息。

二娘这回跟我一起折腾，我俩的交情是一方面，其实还有另一个重要的因素，那就是她三基考试考怕了。

医生这个职业，做到老，学到老，想不学都不可能。没有哪个行业有我们这么多考试。二娘虽然"年近半百"，但由于一直没有晋升，到现在还是一名千年老主治，每个季度都要参加三基考试。

根据国家卫生健康委员会要求，各级医疗卫生技术人员均应参加"三基"考核，"三基"指的是基本理论、基本知识、基本技能。虽然号称"基本"，但具体考核由每家医院自己贯彻执行。我们复旦中山的院训是"严谨、求实、团结、创新"，"三基"考核认真贯彻"严谨"二字，题目的难度吗，也就是考博水平。

二娘主攻电生理，比较能胜任心脏这幢小房子的电工，再难的心电图也难不倒她，但心血管家大业大，亚学科众多，每次考试，她都得紧张兮兮地复习水管和木工的知识，一把年纪跟着蓁蓁一起趴在桌子上看书。二娘历来对职称看得比较淡，但是一直考试，终究比较烦恼。现在蓁蓁远渡重洋国外求学。我跟二娘谈开设新门诊的时候一个劲地撺掇她："挑战就是机遇，说不定借这个机会能发表几篇论文，晋升不就有希望了吗？"二娘被我撺掇得点头称是，但是很担心自己荒废了十多年，不晓得科研还能不能捡得起来。

别看二娘风风火火、咋咋呼呼的，其实她外强中干，梁山好汉的外表下裹着一颗贤妻良母的心。

我经常跟 Happy 吹嘘，老妈念中学的时候那才叫学霸。二十多年前我们上海医科大学临床医学专业的录取分数线往那儿一摆，啥北清复交（北京大学、清华大学、复旦大学、上海交大）都不在话下！但实际上，当年刚到学校报到，我们这些外地同学的气焰就遭到了以二娘为首的上海本地同学的沉重打压。

上海的优良师资最突出的地方，体现在英语。外地同学纷纷在入学英语分班考的时候狼狈下马。那次考试，我得了自打小学一年级以来最差的名次，郁闷得连晚饭都不想去食堂吃。但那时候物质条件相当有限，新来乍到的外地生出了校门东南西北都分不清，如果到了饭点不吃，过了六点不但食堂没饭，校园里唯一的小卖部也关门了，只能饿着。所以，过了五点半，我低着头端着饭盆慢吞吞地走到食堂随便打了点，找了最边上的位置坐下，正好看见汤英丽对着一碗白米饭暗自垂泪。

英丽是我的中学同学，那年我们高中就我俩考取了声名卓著的上海医科大学，连续几个月，我们的名字醒目地被题写在张贴在学校大门一旁的大红光荣榜上。英丽填报的志愿跟我一样，可惜以一分之差落到了药学院。早就听说她心高气傲，她在我们来上海的火车上就不怎么说话，这会儿缩在角落里哭，肯定也是英语分班考考砸了，她的英语底子更差。

英丽是从南陵县考上我们高中的。在我们老家安徽芜湖，南陵县在几个县里经济排名倒数。虽然英丽的爸爸在镇上上班吃商品粮，但她妈妈是农村户口，而且身体不好，英丽爸爸一个人的工资养四张嘴相当紧凑。念高中的时候我们不同班，交集不多，现在一起考到人生地不熟的上海，坐在一起同病相怜，各自敞开了心扉。

英丽差点没机会上大学。虽然她在镇上的初中年年考第一，但她妈妈觉得女孩子不用花太多钱培养，一心让她考中专。中专三年就毕业，挣工资贴补家里，三个人一起供养弟弟念书多好。可英丽自己不甘心，虽然她出生成长在皖南一个偏僻的小镇，但通过书本，她无比向往外面那个广阔的世界，她从很小的时候就下定决心一定要离开家乡。高考，是她实现理想的唯一途径。

在家里哭闹是没有用的。最后，还是她的班主任实在爱惜不过，连续三次登门家访，拍胸脯打包票"只要你们同意，我保证汤英丽能考上芜湖一中"，这才为她争取到了念高中的机会。班主任老师三顾茅庐没有白费，汤英丽中考得了全县第二名，在他们镇上放了卫星。我们的中学母校芜湖一中在三十年前以超过 80% 的本科录取率傲视全省，每届高中对于南陵县只取全县中考前五名。

来到上海，我是来念大学的，而英丽是来拼命的。从高考到分班考连续失利，英丽眼泪汪汪，拿调羹恨恨地使劲戳着白米饭："有啥了不起，我们以后也提前交卷！"

那个提前交卷还分到 A 班的女同学，就是孙二娘。

二娘不但跟我同班，而且还同一宿舍。有几门大课，我们班跟英丽他们班一起上，我跟英丽挨着坐，顺便帮二娘占个位置，就这么越来越熟悉。

二娘虽然是上海本地人，但一点不娇情，该咋样就咋样，笑点特别低。人家上海小姑娘是抿嘴巧笑，她呢，动辄哈哈哈，嘴张得能看见她的悬雍垂。二娘每个周末回家改善伙食，星期天回来总带着好几个饭盒，宿舍都不进，到了学校就去教室找我们。我们仨一溜坐着自习，一边看书，一边伸手从英丽的饭盒里拈一块干煎带鱼吃吃。

那时候的娱乐活动哪有现在这么发达，一周给家里打一次电话，得跑到楼下排队等半天才能轮上。我那时候偶然写点小豆腐块文章发表在报纸上，把好几次的稿费积攒起来，一本一本地去徐家汇的书店买齐了金庸全集，同学们都想借去看，我优先拿给二娘和英丽。

记得那时候二娘最喜欢的女英雄是黄蓉，而英丽则偏爱出场时间不是最长的张无忌的老妈殷素素。我们仨共同的最爱是《倚天屠龙记》里《九阳真经》的口诀："他强由他强，清风拂山岗；他横由他横，明月照大江。"经常约了一起一边在水房哗哗哗地打开龙头放水洗衣服，一边大声朗诵这句口诀，那时候觉得自己豪情万丈，未来一切皆有可能。没想到青葱岁月的我们，转眼间都变成了中年妇女。

毕业后，我跟二娘留在了中山医院。英丽考了研究生，又一鼓作气念完博士，课题也是心血管方面的，然后留在我们医院的药剂科工作，近几年一直在搞抗肿瘤药物的临床药理。这次开设肿瘤心脏病学联合门诊，我除了二娘第一个想到的就是她，没有比她更加合适的药师人选了！

不过，虽然我跟英丽是同乡，但说起话来还是跟二娘比较肆无忌惮。英丽门槛一直拎得很清，虽然她现在是个富婆，但她历来对自己需要做什么、不值得做什么，一本账目泾渭分明。

而孙二娘同学，毕业的时候成绩还挺好的，否则也不可能留在中山心内科。但她自打生了蓁蓁之后，觉得没有什么比孩子更重要的了，每天下班准时回家相夫教子。

但医生这个职业原则上是要牺牲个人生活和家庭的。上班时间病人看不完，如果想做科研写论文，除了加班加点，绝无其他选择。没有课题，没有 SCI 论文 [SCI 是 Science Citation Index（科学引文索引）的缩写，是美国科学情报所出版的世界著名期刊文献检索工具。它收录了多种自然科学、工程技术、生物医学的领先期刊。SCI 论文是指发表在这些领先期刊上的论文]，二娘就一直在主治医师的职称上原地踏步。

过了 40 岁生日，她更加没啥想法了，心里只有蓁蓁。千万别以为送小孩出国念书省心，这几年，二娘靠着从前的英文底子，硬是把中介推荐的所有学校的网站从头到尾一字不落地看了一遍，还不包括那些纸质介绍资料。关于就读国外的寄宿制学校，二娘对各种注意事项如数家珍，她去了一次美国西海岸，跑了两趟东海岸，整个过程花钱如流水。不过二娘说，学费是给蓁蓁最好的嫁妆。千挑万选之后，才把蓁蓁送去波士顿。

这么一来，她就跟不上趟了。科研是个系统工程，非常讲究前期基础，否则多米诺骨牌效应无法启动。

不过，医学科研分为基础研究和临床研究。基础研究二娘确实希望不大，中年妇女总不能像陶星宇那样从每天养老鼠开始重起炉灶，蓁蓁的外婆和爷爷身体一直不好，还要提防老赵时不时惹是生非。

但是，像潘校长这样的临床研究，二娘值得拥有！如果她深入剖析肿瘤合并心脏病的病人的临床经验，无论是开拓现有心血管用药的新用法，还是设计或者改良现有对心脏毒性的检测手段，都能总结出令人惊艳的论文！

我从口袋里掏出我的小纸条，记下"潘校长支架"几个字。没办法，中年妇女事事操心，如果没有小纸条，待会儿去多功能诊室一讨论病人，准忘记跟二娘说了。其实，医生做临床研究更有价值，毕竟治疗手段疗效如何，最终还是要在人身上验证的。

写完小纸条，陶星宇测好数据回来了。火小弟再次心肌梗死后的心功能参数不是很乐观，还得进一步调整药物。他的肝功能和肾功能指标都不太好，待会儿得让英丽好好看看。

火小弟在女儿的搀扶下去多功能诊室了。

小陶说："程老师，第三个病人没来，要不先看第四个病人？"

我告诉小陶，第三个病人梁疏影我前面给她测过三维斑点追踪显像，她直接去多功能诊室了，我们跳过她看第四个。

说完，我赶紧跑出诊室，把第四个病人吴红妹搀了进来。

-15- 服用华法林必须定期检测凝血指标

　　吴红妹三年前在我们医院做了二尖瓣和主动脉瓣置换术，换了两个人工金属心脏瓣膜，术后一直在吃华法林，这次又要做子宫全切，需要进行缜密的术前心脏评估。

　　很多心血管疾病病人需要服用抗凝药。最常见的是心律失常，譬如心房颤动，还有就是置换了人工金属心脏瓣膜的人。这些人需要服药，让血液凝固的时间稍微变长一点。

　　血液遍布全身，既能流动，也会凝固。凝血是一个非常复杂的过程，不能正常凝血的人是无法存活的，人总会受伤，凝血机制能够避免失血。

　　但是，如果血液在人体内凝结形成血块，同样致命。

　　心房颤动时，血液流动的规律被打乱，左心房内血液淤积蠕动，容易形成血栓；人工金属心脏瓣膜对于人体是异物，血液容易在这类人工植入物的表面凝结成块。所以，必须服用华法林等药物适当延长凝血进程。

华法林是临床应用最普遍的口服抗凝药，物美价廉。但是，服用华法林的人必须定期检测凝血指标，尤其是国际标准化比值（INR）。如果这个比值小于 2，药效不充分；如果超过 3，则可能出血。服用华法林 INR 控制不好的话，严重者会发生脑出血、眼底出血。合并胃溃疡、十二指肠溃疡等消化道疾病的人，因内脏大出血而无法救治的绝不是个例。

我一边往心脏超声探头上涂抹冻胶，一边刚想跟吴红妹说话，手机响了，是老刘。

"让你去配药配了吗？你不是说田阿姨今天也来看病，你让她帮忙问问看，还有没有其他合适的人？"

"你以为像田阿姨这样的钟点工随便就能找到啊！"我没好气地说。

每次当我累了发脾气，老刘总是不以为然，说又没人让我这么累，找个钟点工不就得了！在男人的脑子里，世界就是一个简单的平面，只要是长了一双手就会做家务。家务多？又不是请不起钟点工！男人们看上去各个云淡风轻，岂不知都是他们的老婆在负重前行！

田阿姨回老家之后，我好几次跟二娘诉苦，田阿姨让我曾经沧海难为水，我连续试了四五个钟点工，没有一个满意的。二娘也感慨，说又能做事还能明理的钟点工哪那么好找，真不如自己干。听她这么一说，虽然事情还放在那里，但我的心里好受多了，所以女人还是得有闺密。

这会儿，面对老刘突如其来的关心，我有点消化不了。我自己的咳嗽自己心里有数，这段时间确实太忙太累了，体力劳顿是一方面，每天焦虑 Happy 的中考是更加重要的因素，男人却简单地以为吃药加上钟点工就能解决问题。男人跟女人经常不在一个频道，他根本不懂，你要是真关心老婆，不如先去把"小 2 班数学后援团""2 班通知群""2 班家长抱团取暖"

以及最重要的"九 2 六月迎清风"好好看看！

我对老刘话不投机半句多："我有病人，回家再说吧。"

没想到他喋喋不休："你们今天这么多人，诊室能待得下？"

"门诊三楼有多功能大诊室的呀！"我讲完挂断了电话。上班时间哪有空多啰唆，病人袒胸露乳等着做检查呢，更何况现在躺在床上的，是汤英丽的亲妈！

英丽自从上大学，很少回家。别的同学一到放假迫不及待地收拾行李，但她回家只能感受到压抑。虽然家里把最好的一切都给了弟弟，但弟弟还是没考上大学，高中毕业后在镇上的化肥厂上班。英丽难得回去，她妈妈看到女儿开心也是开心的，但是过不了三天，就开始唠叨，说如果她当年考个好点的中专，老早上班挣钱了，哪里像现在，这么大岁数还在念书，也没对象，不知道什么时候才能成家，"我 21 岁都生你了！"每次都说得英丽心烦意乱。

后来，英丽干脆尽量少回家。再说，她也确实没时间。

英丽一进大学就勤工俭学，做家教赚自己的生活费，尽量不向家里伸手。那会儿我们人手一只 walkman（随身听），学英语听音乐，可英丽没有。大三上诊断学的时候，学习心肺听诊要用 walkman 跟着磁带学。正当英丽咬咬牙打算用攒的一点家教费去买个 walkman 的时候，二娘说她姨妈去香港给她带了一个新的，就把旧的送给英丽了。"投胎确实是一门技术活。"那次，英丽感激地谢了二娘，把二娘摔过几次的旧 walkman 拿在手上，转头幽幽地对我说了这么一句。

我想起往事，仔细看了看英丽妈妈。她看上去比 66 岁的实际年龄老，头发白了许多。英丽跟她最像的就是嘴巴，略微有一点点翘，但肤色不像她这么深。现在的汤英丽，无论衣品还是气质，都是时髦的上海女性。不熟悉的人看到她跟英丽，不太可能想到这是母女俩。

现在，英丽是我们仨当中最有钱的。这主要归功于她老公丁阿毛。

英丽长得不错，眼睛大大，小嘴翘翘，脸上有一种很特别的稚气。上大学的时候，虽然穿着打扮非常朴素，但男生们总是能越过衣着饰品准确地识别出漂亮的脸蛋，好几个男孩同时追求她。

有一阵子，一位姓李的学长相当有戏。李学长比我们高两届，是我们临床医学院学生会的体育部长，成绩也不错。

我们仨一起上晚自习的时候，李学长跟着坐在阶梯教室的后排，英丽看书，他看英丽。据二娘播报，李学长给英丽塞过不止一封情书，还约英丽晚自习的时候出去散步。

经过几番进攻，英丽跟他好过一阵。那时候李学长俊朗的面孔，为女生宿舍楼下的风景线增添了一道亮色。每到饭点，总有痴情的男生等候在我们楼下，还不能太靠近，因为管宿舍的阿姨骂起来很凶。他们只好一溜倚在女生宿舍对面的自行车棚，一边张望一边盼望，有两个嗓子好的还时常高歌一曲。李学长倒是不唱歌，他别具一格，一边等一边用调羹敲饭盆，叮叮叮，叮叮叮。

不过，丁阿毛出现之后，李学长敲不成饭盆了。

丁阿毛是英丽室友的堂哥，那时候已经上班了，在外滩的浦东发展银行。"阿毛"是二娘给他起的外号。这位丁先生比我们大几岁，但没到30岁头顶就有一点发光的迹象。丁先生尚未转正，二娘就给他起了这么一个外号，还非说这个雅号充分表达了她对丁先生良好的祝愿，意思是希望他毛发多多。

光看形象，丁先生的劣势是明显的，头发略少，身材略矮，跟李学长没法比。可是丁阿毛先生出手大方呀，经常借着看望堂妹，顺便请堂妹的同学看看电影、送送礼物。

一开始，二娘跟我对英丽摒弃李学长转投丁阿毛的怀抱颇有微词，觉得她嫌贫爱富。但阿毛先生对汤英丽小姐志在必得，到后来，我俩也统统倒在丁阿毛的糖衣炮弹之下。

英丽在这件事上对我们毫不隐瞒，她说李学长家里条件比她好不了多少，他毕业了还想读研究生，不知道啥时候才能挣钱，她等不了。她也想考研究生，难道两个人一边念书一边结伴做家教？英丽这句话是反问，因为她讲完，就坚定地摇了摇头。

这也是事实。英丽把话说得这么直白，别人还能有什么意见？再说，丁阿毛真心喜欢英丽，糖衣炮弹一波接着一波。上海男人别看斯文客气，他们往往注重细节，执行能力异常强大。他一定是参照金融体系，设计了缜密的计划，从起初约看电影到烛光晚宴求婚，每个步骤都妥善搞定。

我们毕业后不久，丁阿毛和英丽就去淮海西路拍了结婚照。穿着传统马褂和大红镶金旗袍的那张照片特别喜庆，虽然二娘暗地里说照片看上去简直像地主老财强抢民女，但并不妨碍我们开开心心地去吃了豪华喜酒。

丁阿毛家里的房子不止一套，英丽一毕业各种条件万事俱备。哪像我跟老刘，刚工作的几年只能住宿舍。因为不差钱，英丽大婚极尽排场，包下了茂名南路锦江饭店顶楼，参照最高婚宴标准席开了三十桌。英丽全部的娘家人加上我们也就两桌。

人要是财运来了，挡都挡不住。丁阿毛娶了英丽不久，跳槽去了一家基金公司。过去的二十年是我国经济腾飞的二十年，也是证券金融繁荣发展的二十年，丁阿毛从中分到了相当可观的一杯羹。

二娘在羡慕英丽的同时，感慨说英丽天生就是富贵命，就连被她抛弃的李学长也发达了。李学长失恋之后化悲痛为力量，一口气读到外科学博士，毕业之后留在华山医院泌尿外科。外科医生凭手艺吃饭，而李学长确实在这方面天赋异禀，很快成为华山医院泌尿外科数一数二的好刀，人送外号"小李飞刀"，几乎所有本院职工的亲戚朋友出了问题都首先找他。那几年连超级自负的老刘偶然提到李学长，也不得不承认他的功力。

二娘说，英丽如果不跟丁阿毛，再熬几年嫁给李学长也不错，"小李飞刀"还能差钱？他不但门诊门庭若市，每逢周末就去机场，全国各地四处飞刀。对于这样的外科大牛，钱只是一个数字好吗。

我说她别瞎掰了，英丽差不差钱早就是老黄历，人家现在日子滋润着呢！

毕业之后，英丽再也不用为钱发愁，也有能力接济家里人了。丁阿毛出生在上海好人家，心地纯良，反正手头也宽裕，英丽给家里寄钱、英丽的弟弟和妈妈一趟一趟地来上海看病，他从来不说什么。但英丽心里还是感觉很窝囊。

英丽几年才回一次老家，每次大包小包带东西，给父母塞钱、给侄子红包，她妈依然不满意。只是现在的不满意不会大声说出来，而是变得有点低声下气："你弟弟的厂老早倒闭了，他现在在汽车配件厂打工，每天六点就要出门……你弟媳妇说西边的小房间一到雨天墙壁就渗水……小蓓请外国人教英语，你侄子连学费都难凑……"

英丽权当这些话是耳边风，但凡她妈开口她就掏钱。但她老妈最终总能成功地把她说得气鼓鼓的。

　　"简直不可理喻！"英丽委屈得不行，"我妈居然说：'你就小蓓一个女儿，以后家产还不都给女婿，别忘了你侄子才跟你一个姓！'"

　　气过两次之后，英丽彻底不回去了，每隔一段时间寄点钱："就当我上辈子欠的债。"最近几年，小蓓功课越来越紧张，她更加没时间了。

-16- 儿童血尿常见原因——胡桃夹现象

我们三个人就属英丽生孩子最晚。英丽前面怀过两次，不知道什么原因流掉了，第三次怀孕的时候，从试纸阳性开始就躺在床上保胎，好不容易生了小蓓。小蓓比蓁蓁和 Happy 低一届，今年初二。

英丽她妈的翘嘴巴肯定是显性基因，一直原封不动地遗传到外孙女的脸上，小蓓看上去就像缩小版的英丽。英丽以前就说过，等她有了孩子，一定要给她充分的母爱，不能像她那样，靠自己挣扎着从尘埃中开出花来。她说到做到，把小蓓捧在手心都嫌不够，生怕孩子受委屈。

孩子们上幼儿园的时候，我们三对母女经常聚会，孩子结伴玩耍，妈妈们顺便透透气。

小孩子好一阵歹一阵，一会儿哭一会儿笑，我跟二娘根本不管，就英丽始终放不下心。

有一次，我们在必胜客吃饭，客人很多，没有大桌子，只找到两张有点距离的小桌子，不过相互能看到。我们就妈妈一桌、孩子一桌坐了下来。

没过一会儿，Happy 跑过来找我告状，说服务员姐姐端来五个鸡翅，她吃得慢，小蓓和蓁蓁每人拿了两个，她没的吃了！

我跟二娘聊得正欢，根本没空理她："那有啥办法？她们吃也吃掉了。你要是想多吃，自己开动脑筋！"Happy 只好擦擦眼泪走了。

过了不多会儿，蓁蓁和小蓓一起奔过来，两个小姑娘哇哇大哭，说 Happy 欺负她们，Happy 一个人把比萨都吃了！

我很纳闷，Happy 怎么可能把比萨都吃了呢？英丽坐不住了，把小蓓抱在怀里，连连追问怎么回事。

我听了小蓓的控诉，啼笑皆非。原来服务员上了一盘比萨，蓁蓁和小蓓各自拿了一块放在自己的盘子里吃，Happy 也拿了一块。但是，她吃东西慢。万一待会儿蓁蓁和小蓓吃完了再拿，那不就跟刚才吃鸡翅一样，她还会少吃吗？

Happy 的小眼珠子滴溜溜直转，既然老妈说要"开动脑筋"，那只能自己想办法了！于是乎，她先把盘子里的比萨咬了一口，放下；然后再拿一块，又咬一口，放下；接着再拿一块，再咬一口，放下……

等蓁蓁和小蓓吃完想再拿的时候，铁盘里面已经空了。而 Happy 面前的盘子里堆着高高一摞，每一块比萨都被咬掉了一个小角。

小蓓说完，二娘乐不可支，我也哈哈大笑，内心还有一点自私的小得意，不管怎样，Happy 确实学会开动脑筋了！

小蓓看到我俩居然发笑，抱着英丽的脖子更加不依不饶，不停地说："Happy 欺负我！Happy 欺负我！"

让我没想到的是，英丽居然脸一沉，说："蕾蕾，确实要教育 Happy

学会分享啊！"

我一下子有点下不了台，还是二娘打圆场，对小蓓说："哎哟，不就是个比萨吗，阿姨带你重新买个大的！"

二娘带着两个小姑娘去柜台了，我不想跟英丽独处，就去孩子们那桌找Happy。走近一看，好家伙，Happy正对着那一摞比萨得意扬扬地大快朵颐呢，脸吃得像个小花猫。看到我来了，Happy慷慨地用小手抓起一块缺了小角的比萨送给我："妈妈，我开动脑筋了！"

我一边嚼着女儿孝敬的比萨，一边搜肠刮肚，对于这种情况，究竟应该怎么疏导呢？

结果，还没等我吃完这块比萨，就听到二娘惊呼一声："啊，不要，不要！"

咋了？又出什么状况了？

我丢下比萨跑去妈妈们那桌，二娘刚刚又买了一个比萨和小食拼盘，刚安排蓁蓁和小蓓坐下，小蓓突然抓起蓁蓁的手臂，狠狠咬了一口！

我过去的时候，小蓓已经被拉开，蓁蓁眼泪汪汪、鬼哭狼嚎，雪白粉嫩的胳膊上印着两排牙印。二娘心疼得脸都红了，小蓓却若无其事地只管吃东西。

英丽蹲下去要抱蓁蓁："蓁蓁啊，小蓓是喜欢你，所以才咬你，她也经常咬阿姨的！"

二娘扫了我一眼，一跺脚，啥也没说，气呼呼地抱着蓁蓁走了。

我也生气了：哦，孩子争抢食物，你板着脸说教；你女儿把人家小孩咬得这么厉害，你不教训还讲出这么一套说辞，到底是谁家的教育有问题？！

这件事之后，我们再约饭，二娘就不愿喊上英丽了。有一阵子我们没怎么见面，直到那次小蓓出现血尿。

英丽简直把小蓓托在掌心上，丁阿毛就更别提了，上海人原本就偏爱小姑娘。所以，小蓓那次出现血尿，夫妻俩简直五雷轰顶，凌晨五点打爆我家电话。老刘不是做泌尿外科的吗！

睡眼惺忪的老刘一开始还以为小蓓是肾炎，有点血尿没大事。后来检查清楚却没这么简单，小蓓的毛病是先天性的，她是个胡桃夹。

胡桃夹现象是儿童血尿的常见原因。全身的血液通过静脉血管，逐步汇集，最后流到右心房。内脏的静脉都要汇集到一根总的下腔静脉，左右肾脏的静脉也不例外。但是，有些孩子的左肾静脉在汇入下腔静脉的行程中，正好走在腹主动脉和肠系膜上动脉当中，如果这两根动脉的夹角比较小，左肾动脉就会受到挤压，从而形成血尿。这种血尿与身体的姿势有关，站立的时候比较明显。

那天凌晨，小蓓起来撒完尿，发现马桶里红红的，"哇"的一声大哭，英丽和丁阿毛闻声跑到卫生间，英丽也"哇"的一声大哭出来。

胡桃夹现象大多没事，一般随着孩子年龄增长，肠系膜上动脉与腹主动脉夹角的地方脂肪和结缔组织会有所增加，左肾静脉的瘀血就会得到改善，血尿也就消失了。但小蓓可能是因为体形瘦长，最近两年还是会发作。

上了初中都有中二病，小蓓的青春期叛逆有点严重。有一回英丽讲她言辞重了一点，小蓓不服管教，口不择言："还不是你的烂基因，否则我怎么会小便出血！"历来精明能干的英丽被气得直淌眼泪。

我跟二娘则觉得英丽太宠孩子了。都说人儿时的经历会影响一生，英丽可能是想把她童年的遗憾加倍弥补给女儿，但也不能这么个宠法。

　　我家没什么可说的，我能保证 Happy 放学回家有饭吃就算不错了，我跟老刘都不在家的时候，Happy 就自己去便利店买盒饭。

　　二娘比我强，她老妈做饭一把手，一家三口不但雷打不动周六去蹭饭，而且连吃带拿。蓁蓁外婆不放心小孩的营养，隔三岔五烧菜给他们送过去，二娘基本不用为做饭操心。但临床上一忙起来天昏地暗，所以蓁蓁虽然是个上海小姑娘，却挺有主意，生活自理能力也相当不错。

　　只有小蓓，从小饭菜奶奶亲自准备食材烹饪，鱼必须是活鱼，肉必须上专卖店购买，草鸡蛋一只一只地精挑细选。有一回遇到小蓓奶奶，说偶然看到 Happy 和蓁蓁放学之后站在马路边上买小摊子上的油炸臭豆腐吃，老人家吓都吓死了，捂着胸口说："Happy 妈妈，格种么司哪能好吃额呀（沪语：这种东西怎么能吃呢），全是地沟油！"

　　到了青春期，每个老妈都有吐不完的苦水，但我跟二娘能教育则轻声细语、苦口婆心，来不及或者自己脾气上来了则劈头盖脸一顿乱骂。而小蓓从初一下学期开始，每天一回家就摆出一副臭脸，她的房间不能随便进。稍有不如意，小姑娘指着谁都骂，口不择言，说出来的话简直无法入耳。

　　我们觉得英丽是自找的，只是不好当面明说。孩子是自己身上掉下来的肉，谁不心疼，但是汤英丽过火了，把小蓓惯得无法无天，就算家里条件再好，爹妈也管不了一辈子，这样的脾气以后走上社会肯定要吃苦头。胡桃夹有点血尿又不是什么大事，再说，初二的小孩也开始学生物了，老刘还专门给她讲解过这是一种常见疾病，怎么能开口闭口对老妈说"你的烂基因"呢?!

　　我们中国人总得讲个长幼有序，这要让她舅舅听到了，会怎么想?

　　英丽的弟弟汤英强是尿毒症，经过反复治疗，现在总算控制得还可以。

不过他的肾功能不全是无法逆转了。肾脏是全身血液的过滤站，肾功能不全的病人无法正常排泄代谢废物，体内水、电解质和酸碱平衡也会紊乱，从而引发一系列问题。

自从汤英强在我们医院住院确诊之后，他姐夫就让他别去汽车配件厂了，尿毒症病人不能太劳累。丁阿毛借给他一笔钱，在老家镇上开了个小物流公司，不再跑东跑西，也不用出体力。做了三四年，生意还不错，业务渐渐走上了正轨。英丽妈妈来看病，汤英强每次都陪着，顺便问问他自己血压的情况。

说起来，汤英强的尿毒症，还是我第一个发现的。

-17- 血压升高？先排查肾脏病变

五六年前，英丽找我，说她弟弟血压高得不得了，老家看不好，她妈陪着来上海了。我说："那就看看呗。"

但看到汤英强，我觉得有点不妙。他怎么眼睛有些浮肿呢？再一量血压，乖乖，上面 180，下面 110。

我开了一堆检查单，汤英强和英丽妈妈先看看我，又扭头看看英丽。

英丽面无表情地伸手接过检查单："看病肯定得花钱。"

检查结果很快出来了，汤英强肌酐和尿素氮都明显升高。英丽这才意识到事情没那么简单，赶紧拖着她弟去肾内科住院，做了肾穿刺活检，确诊是慢性肾小球肾炎。

汤英强的高血压是继发性的，不治疗肾病，血压用什么药也压不下去。再细问病史，他说好几年前有一次发热烧了差不多一个月，后来好了，但是人反反复复没力气。他上班早出晚归，实在吃不消了才去医院。发现他血压很高，医生给开了两种药片，他吃吃停停，没当回事。最近一段时间实在吃不消了，不但眼睛肿，晚上脱袜子的时候脚也肿。

我看了他在老家镇上医院开的降压药，其中一种是利尿剂。真是太可惜了，他不是原发性高血压，而是肾炎引起血压升高，不但没及时诊治，还吃了这么长时间利尿剂，把肾脏进一步搞坏了。

汤英强住院的时候，英丽的脸色很不好看。她后悔莫及，自己在这么大、这么好的医院上班，亲弟弟却生病拖成这样。

汤英强的病对英丽她妈更是晴天霹雳，她求女儿给儿子想办法，啥话都说尽了，就差给自己的亲生女儿下跪。

英丽那段时间明显瘦了，给弟弟忙前忙后各种打理，心里也过不去。汤英强终于出院的那天，她去财务处办完手续之后，跑到了我的办公室。

那次她跟我说了很多。聊起小时候，她爸爸在镇上上班，妈妈下田插秧，她带着流着鼻涕的弟弟，捡个空瓶子，用竹签在乡下泥巴墙的小洞掏蜜蜂玩。她掏一个，弟弟就屁颠屁颠地跟过去装到瓶子里，一会儿就能掏十多只。弟弟看到蜜蜂在瓶子里飞舞，没头没脑地撞来撞去开心得要命，笑着笑着，人站住不动了，使劲呕，干呕半天之后，吐出一条活的蛔虫……

"你根本无法想象乡下小孩的童年。"英丽说。

汤英强在上海又休养了半个多月，回老家之前，英丽给她妈也做了全面体检。经过她弟弟这件事，她心里太没底了，外地基层的医疗水准跟上海相差实在太大。

英丽妈妈一开始死活不肯，说三四千块钱花在她身上"花糟掉了"。英丽没睬她，直接去体检中心付了费，把发票拿给她妈，唬她说不能退费，她妈才算罢休。

　　真是不查不知道，一查吓一跳。英丽妈妈的心脏超声是我做的，她是风湿性心脏病，二尖瓣明显狭窄，中度主动脉瓣反流，肺动脉压力中度升高。

　　二尖瓣是心脏这幢小房子至关重要的一扇门。心脏里的房门如果发生损坏，无论打不开还是关不拢，都属于心脏瓣膜病。在我国，引起二尖瓣狭窄的第一病因，是风湿性心脏病。如果人感染了链球菌，却没有及时用药控制，细菌会随着血液来到心脏，侵犯心脏瓣膜，引起病变。即便后来细菌消失了，病变还会不断发展。就好比一扇门受损变形了，但还在日夜启闭，就会越来越坏。所以，如果心脏超声提示风湿性心脏病，哪怕瓣膜狭窄或反流并不严重，也需要每年随访，因为瓣膜的病变其实还会随着时间的推移逐渐发展。

　　如果是单纯的二尖瓣狭窄，可以选择做微创二尖瓣球囊扩张术。实施这种手术的时候，将心导管从大腿根部的股静脉插入，沿着股静脉上行至右心房，穿刺房间隔进入左心腔，将一个瘪掉的囊状装置放在二尖瓣口。定位准确之后，通过心导管往这个瘪掉的囊状装置中注水，球囊逐渐膨胀，慢慢地将狭窄的二尖瓣这扇门撑开。不过，对于风湿性心脏病二尖瓣狭窄来说，球囊扩张术只是权宜之计，一般认为疗效维持时间为十年左右，之后还需要采取进一步治疗措施。

　　英丽妈妈的二尖瓣瓣口重度狭窄，同时合并主动脉瓣病变、心脏扩大、肺动脉压力升高，最有效的治疗方法就是置换人工心脏瓣膜。如果听之任之，将会逐步心力衰竭。

　　英丽妈妈不肯手术，但英丽说这事她做主，在手术知情同意书上签了字。

　　人工心脏瓣膜目前有两种，一种是人工生物瓣，同样存在十五年左右瓣膜毁损的可能，鉴于妈妈 60 岁还没到，所以，英丽决定给妈妈换人工金属二尖瓣和主动脉瓣。金属瓣膜经久耐用，就是得每天服用华法林。

英丽妈妈现在每隔半年来复查一次。这次，她子宫内的好几个大肌瘤拖不下去了，妇产科建议子宫全切。因为她做过心脏瓣膜手术，手术前得评估心功能，还要调整抗凝药，我跟二娘都说直接去病房给她弄好别来看门诊了，可英丽非给她预约了今天的号，说一切按规矩来。

英丽的弟弟和妈妈连着来我们医院看病，她妈妈心脏开大刀，基本上都是英丽支付的费用。不但花钱，而且前后反反复复折腾了几个月，可这次英丽却没发牢骚，反而把自己的过往全部给捋顺了。

"蕾蕾，我觉得吧，人生有些事情，还非得到这个年龄才明白。"

那次，我为了开设肿瘤心脏病学联合门诊去找英丽，她靠在他们药房的墙上，一边晒太阳一边对我说："我以前总是羡慕你们，谁的原生家庭都不像我家那么奇怪。但那次我给我妈填写病历卡，写她的年龄的时候，忽然发现，我上大学的时候，我妈才三十八岁，比我现在的年龄还小六岁！"

药库摆满了顶天立地的储物架，房间里挤得满满当当，朝南的窗台上整整齐齐地摆放了一排绿色小植物。英丽一边跟我聊，一边伸手拨拉那些翠绿的叶片。

"我妈这一辈子没过过好日子。家里条件不好，现在回想，真不晓得我爸一个月三十几块工资，怎么把我们养大的。"

"你不怪你妈当时非让你考中专了呀？"我说。

"不怪。"英丽叹了口气，"我妈就上过两年小学，不识几个字，她根本不知道中专和大学能有多大的区别。我考高中的时候，她才三十出头，又要做田，又要管我跟我弟，她就是本能地想让一家人都能吃饱肚子吧。"

"蕾蕾，我以前觉得我妈特别贪财。一直问我要钱要东西。"讲到这里，英丽的眼睛红了，"可我怎么就从来没想过，她从来没为她自己跟我伸过手，我给她的钱她都给我弟了。她自己还是从来舍不得，就那次心脏手术，你都不知道，出院回家之后，她连续好多天说：'罪过罪过，丫头啊，我哪里配开十万块钱的刀啊？'"

我的鼻子也塞住了。

为了活跃气氛，我怼英丽："那你们家的财产，以后也准备给娘家侄子了？"

"不瞒你说，我妈到现在还有这个念头！"英丽破涕为笑，"随便她说啥，我一只耳朵进，一只耳朵出。蕾蕾，我有时候想，如果当年我没有考出来，就一直待在那个小镇上，我现在会是什么样子？"

我开玩笑："什么样子？肯定不会像现在这样穿金带银。哎哟，这副耳钉好亮！"

"我肯定也就跟我妈差不多，拼命想把一切好东西给儿子。"英丽自顾自地说下去，"人的思维定式是环境决定的，在农村，儿子比天大。所以，我妈……"

"嗯嗯。我们不说你妈了。"我说，"小蓓最近怎么样？"

孩子自从上了初中，上学加补课，周末忙得连吃饭的时间都没有，我也好久没见小蓓了。

"还不就那样，现在的小孩，要啥有啥，稍微不如意，就乱发脾气！"

我心想还不都是你们家惯的，不过嘴上安慰说，Happy 和秦蓁也都是这样过来的，青春期叛逆初二最厉害，再过一年会好些。"跟她好好聊聊，女儿至少会跟妈妈说话，你没听彭老师讲，她家叶帅初二的时候，在家里一天讲话不超过三句，吃饭都端到自己房间吃，不也过来了，现在叶帅多懂事！"

　　"嗯嗯，应该会变好的。教小孩有时候得想想自己当年，以前我不是也这样对我妈，觉得她啥都不懂，没文化，那时候她也受了不少气。人啊，一代一代就这么下来了。"英丽低头笑笑，"养儿方知父母恩，真的是。"

　　英丽的话太有理了，我使劲点头。

-18- 冷冻 17 颗卵子，我们还是劝她别生

吴红妹完成检查，接下去是第五个预约病人袁虹。

她今年 31 岁。一年前，在毫无征兆的情况下，发现左侧乳腺癌，在福建当地医院做了激素和靶向药物治疗。

雌激素会促进乳腺癌细胞的增殖，因此，对于乳腺癌病人，如果能有效抑制雌激素，就能在一定程度上控制乳腺癌病情。对于雌激素受体阳性的乳腺癌病人，可采用抗雌激素药物，如他莫昔芬等，降低体内雌激素的水平，从而达到拮抗肿瘤生长的效果。

但雌激素是维持女性卵巢生育功能的必要条件。对于育龄女性，使用激素类药物会丧失生育功能。

可是，即便得了癌症，袁虹也希望有朝一日，能够拥有自己的小孩。在反复了解和咨询之后，她在化疗之前做了一件事。她找到一家人工生殖中心，取出 17 颗卵子，冷冻起来。

袁虹第一次找我看病是在半年前。她戴着一顶红色的帽子掩盖化疗后稀疏的头发，坐在我对面很平静地讲述她的病史，好像那些惊心动魄的情节，发生在另外一个人身上。冷冻卵子是人工辅助生殖的必要步骤，女性先要服用促进卵泡成熟的药物，然后用细针经过阴道穿刺卵巢，在超声引导下，将卵泡液吸取出来。过程相当痛苦。

"我以前一直希望生两个小孩，最好一男一女，我把两个宝宝的名字都想好了。"但袁虹万万没有想到的是，她在婚后仅仅半年，被查出了乳腺癌。

她接受了激素和靶向药物治疗，但每次复查血脂都不正常。

30 岁左右的女性，没有道理胆固醇升高，更没有道理升高到正常值的两倍。当地医院的肿瘤科医生无法断定，建议她来我们医院查明原因。

我看了资料之后，心里明白这是袁虹激素治疗出现的副作用。

血浆中含有的所有脂肪统称为血脂。血脂是维持人体细胞基础代谢的必需物质。血脂不是单一的，由不同种类的脂肪成分组成，主要包括胆固醇和甘油三酯。其中，胆固醇又细分为低密度脂蛋白胆固醇、高密度脂蛋白胆固醇等。

血脂全套检测包括很多指标，不少病人拿到检查单觉得困惑：数字那么多，究竟是正常还是不正常？如果不正常，严重吗？事实上，虽然血脂成分很多，但重点关注总胆固醇、甘油三酯、低密度脂蛋白胆固醇和高密度脂蛋白胆固醇四项指标就可以了。

很多人同时也会关注其他血脂项目，如载脂蛋白 A1、载脂蛋白 B、脂蛋白（a）的浓度。如果上述四项指标正常，而这些指标不正常，可以继续观察，暂时不用着急服药。

如果总胆固醇、甘油三脂、低密度脂蛋白胆固醇超过正常上限，或同时高密度脂蛋白胆固醇低下，即称为血脂异常。至于成人血脂的正常范围，各个国家和地区的规定不尽相同，即使我国各地医院，由于采用的仪器和试剂不同，提供的正常对照值也不统一，所以最终判断应根据各地各医院的标准。

乳腺癌病人采用激素类药物治疗后血脂异常的情况相当普遍，但迄今为止，很多人对此并不知情。我印象非常深刻的是，有一次我应邀参加温州市超声年会，讲了乳腺癌病人的化疗、放疗、激素和免疫治疗可能引发的副作用。讲完课之后，有一位同行特别找到我，说她在肿瘤医院工作，一直觉得很纳闷，为什么那些年纪并不是很大的乳腺癌病人，经常会有颈动脉粥样硬化，这次总算恍然大悟。

高脂血症对人体危害很大，是冠心病的主要帮凶之一。这些年轻的乳腺癌病人，在治疗过程中如果没能密切检测血脂，就可能损害血管，形成斑块，时间长了，导致动脉粥样硬化乃至冠心病、心肌梗死。根据统计，在没有认识到肿瘤治疗对心脏可能产生损害之前，长期存活的乳腺癌病人，她们日后罹患冠心病的概率是正常女性的8倍！

肿瘤病人激素治疗后一旦发现血脂升高，必须进行调脂治疗。

这些病人跟其他血脂异常病人一样，首先根据他们的具体情况进行危险程度分层。不同层次的人，服药标准不一样。

服用调脂药期间，病人需要遵守医嘱，定期随访。调脂药不是万能的，并非服用后，血脂马上就会正常，不同的人服药后反应也不一样。因此，只有通过复查血脂，才能知晓疗效。如果通过规范服药，血脂仍不能降到正常值范围内，需要医生进一步调整治疗方案。另外，服用他汀类药物前和服药后 4 周需要复查血脂、肝酶、肌酶及肾功能。

袁虹前后调整过两次药物，总算把血脂给控制住了，完成了激素药物的疗程。

是我让她来看今天的联合门诊的。因为她提出了一个让我这个心脏科医生实在难以回答的问题。袁虹问我："程医生，我的疗程总算结束了，年纪也不小了，我现在能做人工生殖吗？"她希望解冻前面冷冻的卵子，与她老公的精子在体外进行受精，然后将受精卵植入她自己的子宫，让她成为一位母亲。

我听了她的要求，半晌说不出话，脑子里一团乱麻。这需要考虑的方方面面也太多了吧！

首先，经过数轮抗肿瘤治疗，她的心脏是否受损？即便心功能没有受损，但妊娠不是一天两天的事，怀胎十月，每一天对母亲的心血管都是挑战，肿瘤病人能否承受得住？

其次，虽然是在体外形成受精卵再植入宫腔，但怀孕可不是烘蛋糕，把面团放进烤箱，时间到了"叮当"一响，蛋糕拿出来，烤箱还是原来那个烤箱。妊娠是一个非常复杂的母体和胎儿相互交会作用的过程，牵扯到各种激素变化和免疫因素，袁虹好不容易用他莫昔芬控制住乳腺癌病情，一旦怀孕，体内激素水平波动，乳腺癌复发可咋办？

真要出现这种情况，神仙也没办法。抗肿瘤药物多数可能导致胎儿畸形，总不能费尽千辛万苦生一个畸形宝宝吧？如果月份大了，到了那个时候，就算不要宝宝，谁又敢给她引产呢？如果不治疗的话，难道任凭肿瘤发展？天哪，一个乳腺癌病人肿瘤不断侵袭滋生，她的子宫里有一条鲜活的小生命……我光是想想都受不了。

　　我逐条把这些讲给袁虹听，她半晌不吭声。

　　过了两周，她再一次来就诊："程医生，不瞒你说，我已经看过好几个专家，你们都建议我不要生。"

　　我点点头，这不是明摆着的吗！

　　"可是，我就算送命，也要当一回妈妈！"袁虹语气坚定，"你不知道，我现在除了看病，只能像个废人一样吃吃走走睡睡。我家对面是小学，每天早上，我妈陪我到学校门口的绿地坐着。看着那些小孩进进出出，我就想，如果我能有个小孩，能亲眼看着他像这些孩子一样上学放学，哪怕每天浑身疼痛，每天痛到不能动，哪怕变成一片叶子、一张废纸，在学校门口每天被人随便践踏，我也心甘情愿！"

　　我放下笔，在心里暗暗叹气，这个姑娘怎么那么固执呢？她的心态可能是被疾病扭曲了。病人说得再慷慨激昂，医生必须思路清晰。人不能只从自己的角度考虑问题，有些危重的女病人高举母爱大旗，执意怀孕生子，有些胎死腹中，九死一生；有些母亲早产后随即离世，小宝宝一来到这个世界就变成没娘的孤儿，这样的结局有何幸福可言？

　　我对袁虹说："我坚持认为，如果实际情况确实不允许，就不应该做无谓的冒险。"

　　"程医生，我求求你了！"袁虹忽然跪倒在地，泣不成声，"我在肿瘤医院重新复查过了，我的乳腺癌是三阴性。我没有多少时间了！"

　　"啊?！"我大吃一惊。怎么会这样？

　　三阴性乳腺癌是乳腺癌当中分类最差的一种，癌免疫组织化学检查雌激素受体（ER）、孕激素受体（PR）和原癌基因 Her-2 均为阴性。这类乳腺癌约占所有乳腺癌病理类型的十分之一到五分之一。对于三阴性乳腺癌，各种抗癌药物效果均不理想。

袁虹趴在地上，头顶擂着地面："爸爸妈妈养我一场，我要是死了，他们怎么办？我实在不忍心让他们孤独终老，我想生一个小孩留给他们。医生，你不用管我的肿瘤，就看看我的心脏究竟能怀孕多久？只要能生得出小孩，我随时都可以死！"

她的话字字滴血，我震惊离座，心如刀割。

都说医生当得时间长了，感情会逐渐麻木。但是，总有一些病人，他们的困境会触动医生埋藏在最深处的心弦。

可是，对于袁虹的情况，我实在没办法给出具体方案。所以，我建议她今天来看联合门诊，不知道大家一起讨论能否得出稍微妥当一点的方案。

小陶去分析袁虹的数据了，我看了看手机，都快十点了，不知道二娘她们现在进展如何，彭老师到底来没来？

-19- 命运居然真的天注定

总算轮到最后一位病人了，蒋腾飞已经在诊室门口等候了很久。

今天的第二位男病人，比前面的火小弟形象强太多，脸庞俊秀、身材匀称，不知情者根本不会想到他身患恶性肿瘤。

只有我们心知肚明，这个男孩在这三个月中经历的波澜曲折，足够别人过上几辈子。

他手里的检测报告，应该是刚取的。检测报告的结果，二娘跟我前天就知道了。但如何跟他解释报告，我们商量了好几次，以我俩加起来超过四十年的临床经验，最终也没达成一致意见。

蒋腾飞今天上午从江苏无锡乘高铁过来。以前他每次都是自己开车来上海，但自从上个月来我院看病后，就再也不敢开车了。

蒋腾飞三个月前刮胡子的时候摸到耳朵后面有个包块，不痛不痒，想着过几天请假去医院看看。没想到，第二天家里出了大事，他哥哥出差去扬州，猝死在宾馆！

父亲母亲接到消息当即崩溃，嫂子哭成泪人，侄子才三岁，离不开妈妈，只能他先过去处理。

蒋腾飞马不停蹄地赶去扬州。警察效率很高，早已封存了现场。他进到房间，哥哥趴在床上，永远地睡着了。哥哥是前一天到的扬州，房间登记了一天。第二天过了退房时间也没去办理手续，清洁工开门进去才被发现。

两个清洁工到了傍晚依然惊恐无比，她们说门肯定是关紧的，揿了几遍门铃没人应答，刷了员工门禁卡才开的门。她们先进卫生间，把盥洗台、马桶和浴缸擦洗好了，再去叠被子。

床上的被子堆得乱七八糟，她们一开始还没注意，直到掀被子的时候，才发现不对劲，床上居然睡着一个人。她们先喊了两声，床上的人没任何反应，然后又推了一下这个趴着睡的人，触手僵硬，这才情不自禁地大叫起来。

直系亲属来了，警察对蒋腾飞讲述了情况。现场没有异样，没有打闹或者挣扎的痕迹，法医初步看过了，死亡时间在凌晨一点多；被清洁工清理的垃圾全部重新翻了出来，逐一检验，没发现什么。桌子上有个马夹袋，里面有两瓶打开的矿泉水，一瓶喝了一半，一瓶还剩下三分之二，正在检验唾液。录像也调出来了，马上回放。

警察跟蒋腾飞谈得差不多的时候，录像和唾液检验同时有了结果。录像显示，前一天晚上，有一个女人跟他哥哥一起回到宾馆，不过这个女人没有上楼，两人在大堂里讲了几分钟就离开了。而唾液检验显示，其中一瓶矿泉水不是他哥哥喝的。

那么，另一瓶矿泉水应该是那个女人喝的。

这个女人是谁呢？

蒋腾飞盯着录像看了几遍，对警察说："这个女人我认识。"

这个女人是他哥哥的前女友，她在无锡念书之后留在一家公司工作，跟蒋腾飞哥哥好了蛮长时间，后来两人分手了。那时候哥哥带着他跟她一起吃过好几次饭，蒋腾飞觉得应该不会认错人。跟她分手之后，哥哥愁眉不展十分潦倒，直到家里亲戚给哥哥介绍了现在的嫂子，两人没谈多久就结婚了。

必须找到这个女人！

有录像，还有唾液 DNA，就把事情交给公安同志吧。

蒋腾飞回到家里疲劳至极，眼前一阵黑蒙。他坐着缓了一会儿，才去跟父母和嫂子说明情况。妈妈和嫂子抱在一起哭个不停。嫂子其实比哥哥的前女友还漂亮，哥嫂结婚之后一直跟父母住在一起，嫂子对老人很孝顺，父母待她也像自己的女儿差不多。嫂子进门后，当年就添了个白白胖胖的小侄子，侄子从小跟着奶奶睡，爷爷奶奶疼得跟心尖尖一样。

扬州警方办案效率很高，第二天就找到了蒋腾飞哥哥的前女友。前女友承认跟蒋腾飞哥哥见面吃过饭，说两人以前确实是恋爱关系，但现在各自成家立业。蒋腾飞哥哥这次出差，打电话约她见个面。他们吃完晚饭后绕着瘦西湖走了半圈，把他送回宾馆她就回家了。吃饭的时候，蒋腾飞哥哥不当心打碎了一个杯子，所以餐厅服务员应该有印象，不妨请警察去核对。

她说的情况都属实，与两人手机里的电话时间也没有半点差错。而且，除了那瓶剩下三分之二的矿泉水瓶子，蒋腾飞哥哥宾馆房间的其余任何地方都没有她的指纹。

一个 34 岁的大活人，在宾馆睡着睡着就没有了，怎么想也不正常，但是也没办法继续往下查了。警方建议尸体解剖，蒋腾飞的爸爸妈妈无法接受。事情一时间悬在那里。

蒋腾飞一边宽慰父母，一边帮忙带小侄子。

他无意识地抚摸耳朵后面的包块，被他嫂子看到了。见嫂子问起，蒋腾飞就跟她说了。嫂子的脸一下子白了，说："腾飞你赶紧去医院看看，我们家再不能出什么事了！"他被嫂子催促着，当天下午就去了附近医院，但去了当天就没回家。

他被诊断为淋巴瘤。

接二连三的厄运降临到这个家庭，蒋腾飞的父母坚强地重新操持家务，让媳妇陪小儿子去上海看病。就诊之后，复旦大学附属肿瘤医院的专家说情况不算很差，化疗后应该能够控制。等完善检查之后再制定化疗方案。方案定好了，想回无锡治疗也可以。

可是，一波未平，一波又起。原本想着蒋腾飞年纪很轻，既往几乎从来没去医院看过病，常规检查也就是走个形式。岂料，蒋腾飞被检查出心电图不正常，有 ST 段压低，说心肌缺血吧又不像心肌缺血，是一种非常奇怪的波形。蒋腾飞就这么被转诊到我们医院来了。

我看了看他的心电图，让他在我们医院再次复查。他的 V1 ~ V3 导联的 ST 段抬高，然后又呈马鞍状压低，难道是……

我当即问他，平时有没有眼前发黑的现象？他点点头说，有的，但是很少很少，一共也就那么两三次。我又问他，有没有直系亲属在比较年轻的时候不明原因死亡？

这个问题把蒋腾飞和陪他看病的嫂子都吓着了：啥意思？从心电图上来看，有可能突然死亡？

我先安慰他们不要着急，然后把心电图传给二娘。

二娘看了之后，当天就想办法挤出一张床位，要把蒋腾飞收治入院。蒋腾飞十分抗拒，说自己来上海是看淋巴瘤的，他心脏没事。

我跟二娘又碰了一次头，我俩都怀疑他是 Brugada 综合征，确诊需要做基因检测。蒋腾飞无法理解什么是"不如疙瘩"综合征，但他嫂子很给力，当即配合办理了住院手续，忙前忙后，看样子他们一家人确实相处融洽。

大儿子没了，小儿子住院了，蒋腾飞的爸妈带着小孙子也赶到上海。二娘就问他们，家族里还有没有人在很年轻的时候不明原因死亡？

蒋腾飞的妈妈仔细回想了，说有的！她有一个表弟和一个表姐十几岁的时候就走掉了，不过年代久远。一个是几十年前，具体情况不清楚；另一个是感冒发烧，送到医院就没心跳了，医生说是心力衰竭。

我跟二娘对视一眼，越来越接近了！

Brugada 综合征是一种遗传性恶性心律失常，携带该基因的人可在夜间发作室性心动过速，引发猝死。打个比方，携带这种致病基因的人，就好比心脏这幢小房子的电线是裸露的，没准儿什么时候就短路，电线烧起来，"咔嗒"断掉，人随之一命呜呼。

二娘建议他们都做基因检测，他父母一开始拒绝了，说这么大年纪，就算查出来又怎样。但经过二娘细致的解释，最后五个人都抽了血。

因为蒋腾飞需要尽快做化疗前心脏评估，所以我们特别关注，二娘专门打电话去催他们一家五口的基因检测结果。

可等到结果总算出来了，二娘跟我瞅着报告，大眼瞪小眼，半天没说话。

蒋腾飞和他妈妈果然携带 Brugada 致病基因，他爸爸、嫂子和小侄子呈阴性。

"这算啥事情呀！"二娘拿着报告，一边咂嘴一边摇头。

"呃……"我再次核对了一遍，确认无误之后，也感到没辙。

这五张报告摊在桌子上，让二娘和我感到无比棘手。

我们感到万分为难的，不是蒋腾飞接下去心脏该怎么处理，而是他小侄子的检测报告。

我们每个人都有独一无二的身份证号码，这是我们的社会学标志。全世界每个人也有独一无二的生物学标志，那就是基因序列。

但凡学过中学生物课程的人都知道，人体由无穷多个细胞组成。人体细胞的细胞核内的 DNA 是双螺旋结构，蕴藏着每个人的遗传密码。每个人的 DNA 都有两条，人体所有的特征，包括面貌、身高、智力等都受制于蕴藏在每个细胞中的 DNA 双螺旋结构所携带的遗传密码，有些特征无论后天采取什么办法也是改变不了的。1953 年，诺贝尔奖的生理学／医学奖颁发给了发现并证实 DNA 双螺旋结构的沃森和克里克。

藏匿在细胞核中的 DNA 双螺旋结构形态类似梯子，不过很长，而且是软梯，软梯的每一个阶梯都包含遗传符号。此外，软梯的整体旋转造型也是一种遗传信息的表达形式。每个人构成 DNA 软梯的成分，一半来自父亲，一半来自母亲。现代医学检测技术，可以分析出 DNA 软梯信息，通过对家族中不同成员的软梯信息进行比较，发现并诊断各种遗传性疾病。

蒋腾飞的小侄子的软梯上没有 Brugada 致病基因。但是，他的软梯有个位置的遗传编码，一半跟他妈妈一样，但是另一半，既不来自他爷爷，也跟他奶奶不一样。这就说明……

"娘了个冬菜！"二娘揉揉眼睛重新确认之后脱口而出，"这个小人是私生子！"

-20- 肿瘤合并心脏病的病人心理障碍发生率是 100%

亲子鉴定其实就是基于遗传信息的检测。小孩的亲生父亲不是蒋腾飞的哥哥，这种事情我跟二娘两个搞心血管的还是第一回遇到。

二娘又踌躇又激动："蕾蕾，他们全家都被蒙在鼓里呢！那个蒋腾飞一口一个姐姐，被那个女的骗了还帮人家数钱！"

我把她摁回椅子："这个不关我们的事吧？我们就诊断有没有 Brugada，小孩是不是亲生的又没有写在报告上！"

二娘正义感爆棚："那也不能眼睁睁地看着那老头老太还有蒋腾飞上当受骗吧？这家人已经够惨的了！"

这……好像也有点道理。

现在，蒋腾飞来了，安安静静地捏着一沓报告，眼睛里充满着期待。

我先给他做了检查。陶星宇一溜烟跑去检测了。

蒋腾飞从检查床上爬起来，我说："心脏超声检查下来还可以，心功能等指标都是好的，不过你跟你妈妈都携带 Brugada 致病基因，我们待会儿综合你的各项检查结果，讨论下一步该怎么办。还有，你妈妈也要进一步检查。"

蒋腾飞没接我的话，先问起他小侄子有没有问题。

我说孩子挺好的，孩子没事。

蒋腾飞长嘘一口气，拍了拍胸口，喜形于色："太好了！我们家就他一根苗了！"

我说："那也不是，你不也是苗吗？"

蒋腾飞的笑容消失了："我都得癌了，心脏还有病，谁知道哪天翘辫子！"

我正色道："淋巴瘤的治疗效果很好的，绝大部分病人化疗之后都能活很久，这么悲观干吗？"

"就算是吧。可是，我既有肿瘤又有心脏病，还是个遗传性的，谁会嫁给我呢？"

"那可不一定。照你这么说，人要是得了肿瘤加上心脏病，统统打光棍儿？"

蒋腾飞没回答我的问题。

这时候陶星宇测量好数据回来了。蒋腾飞的三维斑点追踪显像测值都在正常范围内。

我把打印好的心脏超声报告递给蒋腾飞，喊了两声他才恍恍惚惚地答应。他一脸愁闷伸手接报告，一不小心所有资料散落在地上。

我在心里暗暗感叹：嘻，肿瘤合并心脏病的病人发生心理障碍的概率是100%，这个统计还真没掺水分。对于这些病人，不但要观察他们身体机能的改变，同时也要洞悉他们内心的波澜起伏。所以，我们团队不能没有彭明香。彭老师不但经验丰富，而且……可是……如果彭老师不能来的话，那得跟二娘好好商量商量，必须还得另外找人加入。

蒋腾飞离开诊室，我赶紧让陶星宇把桌子上的资料收拾一下，马上转移战场，我们要去楼上的多功能诊室了！

但没想到，我跟小陶刚出诊室门，护士台打我电话："程老师，第七个病人现在让他过来吗？"

我说："不是只预约了 6 个吗？"

护士台解释说刚才现场挂了一个号。

又挂了一个号？今天新门诊第一天开张，除了老病人和本院医生推荐过来的，还会有谁消息这么灵通？

我跟小陶只好回到诊室重新开机。

等了几分钟，第七个病人却没到，病人的女儿敲门进来，说她先赶过来挂号，她爸爸正在出租车上，大概还需要一刻钟。

我问她："你怎么知道我们今天有肿瘤心脏病学联合门诊？"

她笑了笑："你是程医生吧？我爸爸在第一人民医院泌尿外科住院。刘主任，哦，就是你先生，他说我父亲以前有心脏病，让我们过来找你评估一下心脏情况！"

原来如此！我心里哼了一声。这个老刘，嘴上不支持我牵头开这个门诊，可是今天就巴巴地让他的病人赶过来，怪不得刚才非要问我们在哪里！老刘主要看泌尿系统肿瘤，他的那些膀胱癌、前列腺癌病人，以老年人居多，老年男性常常合并心血管疾病，而膀胱癌、前列腺癌等泌尿系统肿瘤不但要在手术前后密切观察心血管功能的改变，而且在术后往往还要进行化疗，他们用的那些化疗药，统统都有心脏毒性。以后，他求着我们的地方还多着呢！

　　既然还要等一刻钟，我想先给二娘打个电话，问问他们现在在多功能诊室进展得怎样。

　　我刚拿出手机，"叮叮"，接到了一条短信。

　　"肯定又是广告！"我对陶星宇说道。

　　可是，打开短信，我愣住了。

　　虽然早有思想准备，虽然结果不出意料，但亲眼看到奚瑶妈妈发来的短信，我还是屏住了呼吸。"程医生，我已经回到塔城。奚瑶已经走了一个月了，谢谢你这几年给她的帮助和照顾。"

　　简单的两句话，我读了好几遍，眼前出现了奚瑶妈妈的身影。她头发花白、身材瘦小，有点佝偻，不说话的时候眼睛盯着一个东西发愣，跟任何人说话的时候，都拼命挤出一点笑容，好像要努力讨好别人。

　　现在，奚瑶走了，她不用再心酸地努力去讨好谁了。

　　奚瑶走了，她才 35 岁。她的年龄我记得非常清楚，三年前她妈妈陪她来我们医院看病的时候，她讲话慢慢的，表情怯怯的，看上去像个在校学生。而实际上她是一个四岁男孩的妈妈，同时也是有着四年病史的乳腺癌病人。

　　奚瑶的妈妈是宁波人，家里有个亲戚曾经在我们医院进修过。这个进修医生给我打电话，说有个远方表妹在新疆塔城，乳腺癌手术之后复发，心脏也不好，因为实在太遥远，确认了时间她们再过来。

　　奚瑶和她妈妈来到上海的那天正好刮台风，天色阴沉，暴风骤雨，母女俩浑身都湿透了，十分狼狈。一到诊室，奚瑶妈妈脸上挂着那种想努力讨好的笑容，对我说："程教授，我女儿身上还有绷带，肯定湿透了，搞不好会感染，您看能不能先给她换个绷带？"

　　我说当然可以，先看一下吧。

奚瑶妈妈小心翼翼地把伞支在诊室之外，然后再进来扶着奚瑶躺下。

我永远无法忘记奚瑶躺在床上打开绷带之后的样子。

虽然以前也在外科病房轮转过，也曾一早赶去病房给病人换药，那些或大或小的伤口，尽管红肿狰狞，但毕竟范围是有限的。而奚瑶……

迄今为止我依然难以用文字来描述她的胸口。即便是医生，也无法直视她的复发肿瘤。她左侧乳腺是全部切除的，而在原本应该空落落的胸壁上，遍布着起伏不平的肿块，这些肿块无一例外破溃糜烂，仿佛恶魔伸出了鲜红的舌头。她复发的乳腺癌在胸壁全面开花，这些可怕的溃烂肿块，一点一点吞噬着她的生命，让她痛不欲生，无论怎么包扎涂抹敷料也不会愈合，白天黑夜她就像置身于炼狱当中。

奚瑶离婚了。发现肿瘤复发，她妈妈卖掉了房子，准备给女儿再次进行化疗。

但是，住院之后的检查结果雪上加霜，奚瑶严重心律失常，而且心力衰竭。

奚瑶妈妈一屁股瘫坐在地上，双手举天："这究竟是为什么呀？为什么要让我女儿这么苦?!"

人们都说，医院是最能看清楚人间世态炎凉的地方。而我跟二娘接触肿瘤心脏病病人之后，亲眼目睹了更多的残酷与冰凉。被疾病胁迫走投无路的年轻女性，陪着一趟一趟来看病的大多都是自己的爹娘；砸锅卖铁孤注一掷不肯放弃最后一线希望的，也都是自己的爹娘。当然也有体贴照顾的丈夫，坦白说，比例不大。

中年老母亲随便看到什么都会联想到自己的小孩。我给奚瑶看病之后，恶狠狠地对二娘说，今晚回去好好收拾 Happy，必须好好念书，绝对不允许不好好念书！求其上，得其中，做任何事情都不能打退堂鼓！二娘瞠目结舌，不知道我吃错了什么药。

我为奚瑶惋惜不已，她的人生原本可以是另一种模样。

奚瑶从小念书不错，高考从新疆考到了宁波。毕业之后，在宁波工作了两年。虽然在宁波待了六年，她依然觉得无法适应，吃得不习惯，工作压力也大，尤其是最近几年，宁波的房价节节攀升，她觉得自己一个月几千块钱的工资，如果不傍个大款，一辈子都得租房子住。可大款哪那么容易能傍到，想来想去，她决定回塔城。回家舒服多啦，至少房子不用买，生活节奏也没那么快，白云苍狗，岁月静好。

奚瑶回到新疆，通过相亲跟一个各方面条件差不多的男人结了婚，过了两年，生了个男孩。可是，孩子还不到周岁，奚瑶发现得了乳腺癌。

做好手术之后，那个男人和她婆婆算了她接下去的治疗费用，直接抱走了孙子。奚瑶的父亲前几年过世了，里里外外只有她妈妈硬撑着张罗。

奚瑶化疗之后病情暂时得到了控制。有时候，她会想念在宁波的日子，如果一直咬牙待在宁波，说不定会遇到一个心地善良的男人。但时间是一张单程车票，不可能回到从前。认命吧，就这样，跟妈妈相依为命吧。

可是，命运依然没有放过她。四年之后，肿瘤复发了。

我跟二娘仔细查看了她当时的手术和化疗记录，她的心脏对化疗药物的毒性十分敏感，大剂量的化疗药导致了心肌细胞点灶样死亡，就好像在一块围巾上戳了无数个小洞。围巾当时还能佩戴，但时间长了之后窟窿越来越大。奚瑶母女俩来到上海的时候，奚瑶乳腺癌复发惨不忍睹，由于心功能严重受损，当地医生也无法进一步采取抗癌措施。

要控制肿瘤，就会进一步打击心脏；如果心脏进一步恶化，即便癌症缓解，对病人也没有多大价值。奚瑶妈妈想尽一切办法，最后将目光转向了东南方。

房子卖掉了，母女俩风尘仆仆地赶到上海。复旦中山的心脏科全国有名，奚瑶妈妈以为破釜沉舟一定能解决问题。但实际上，心肌细胞与众不同的地方就在于不可再生，而蒽环类化疗药物造成的心肌细胞凋亡无法逆转。此外，对于这一类化疗药物的心脏毒性如何治疗，世界范围内尚无定论。我跟二娘在临床经验的基础上，多次搜索文献，每一步都反复探讨论证，费了九牛二虎之力，也只是暂时稳定了奚瑶的病情。

奚瑶妈妈说，女儿如果没有了，钱留着能干啥？她要把所有钱都用在奚瑶身上，有没有结果到时候再说。她带着女儿辗转在我们医院、东安路肿瘤医院和我们的另一家同门兄弟复旦大学附属华山医院反复求医。华山医院的皮肤科专科声誉全国第一，奚瑶用了他们自制的一种药水，伤口暂时有所缓解。

一切好像有所改善，奚瑶再次评估心功能之后，我们重新制定了化疗方案。前几个疗程进展得都还顺利，她们觉得在上海不方便，肿瘤病人的营养也很重要，在征求了肿瘤科同事的意见之后，她们带着化疗方案回去了。

奚瑶回去之后，她妈妈给我们寄过两袋红枣。新疆的红枣果然名不虚传，晒干之后还有婴儿拳头那么大。"蕾蕾，你说这个枣子在树上的时候是不是跟苹果一样大？"二娘感慨道，"太客气了！"

我说："就是啊，她们太不容易了，自己条件不好，还千里迢迢寄来礼物，奚瑶妈妈还给我发了短信，说礼轻人意重，千万别嫌弃，就一点果品。"

人是有感情的。奚瑶找我们看病这么久，我们衷心希望这个不幸的姑娘能够好转，希望她的复发肿瘤能够被化疗药控制，同时又很担心她的心肌功能被化疗药进一步摧毁。

二娘捏起一颗红枣："蕾蕾，我怎么觉得心里更加焦虑了。"

我安慰她说："奚瑶现在是走独木桥，左边是癌症，右边是心衰，无论往哪边掉，都够呛。我们只能尽力，但是结果真的没办法保证，你焦虑也没用。"

"不是焦虑这个。"二娘放下枣子，"我咋觉得男人这么靠不住呢！"

"放心，老赵同志是靠得住的。"我据实回答。

"不是啦，蕾蕾，我是焦虑我们的小朋友！"二娘越说越激动，"人生太脆弱了！奚瑶原本活得好好的，忽然就来了致命打击，一切面目全非！所以，人必须得有能力抵挡风雨！"

她猛地咬了一口枣子："你说，蓁蓁现在这个成绩，以后能上啥好大学呀？这次数学又没上80分！不行，我必须把蓁蓁送出国！"

二娘这么一说，我跟着紧张："就是就是！我们都年近半百了，小孩以后只能靠自己。考不上好高中，就上不了好大学；上不了好大学，就找不到好男孩……"天哪，说得我自己心悸不已！中年妇女爱焦虑，不要怪她们一提到孩子个个就跟打了鸡血似的。我们担心，我们害怕呀！

二娘跟我想法一样，如果奚瑶当时坚持在宁波打拼，南方的机会毕竟多一些，说不定就能找到一个有情有义的男人，抵抗生活打击的能力就会强一些，不至于让老妈头发白了还卖房子给她看病。

那晚回家，蓁蓁和Happy都被各自的老妈额外教训了一番。这两个小姑娘绝不会想到，她们的老妈是多么擅长实际联系理论。

有一次，我跟二娘谈开设新门诊的时候，也提到了奚瑶。二娘当即握紧拳头："女人当自强，绝不能退让！我们得当崽崽们的榜样，不断进取，勇于开拓！不过，开拓多久，到时候再说哈……"

医学不是万能的，医生也不是万能的。虽然我们竭尽全力，奚瑶还是走了。

我收起手机，待会儿联合门诊结束了，再给二娘看这条悲伤的短信吧。

-21- 你再也等不到我了

老刘的病人终于到了。他虽然多病缠身，但十分健谈。可能是怕来不及，他到诊室的时候赶得上气不接下气，我让他先坐一会儿。

他屁股一沾上椅子，就打开了话匣子："程医生，我都不知道为啥自己生了这么多毛病！我年轻的时候身体不要太好，退休之前，医保卡都没怎么用过！我们单位搞运动会，我年年拿奖牌的！结果，一退休，乱七八糟的毛病都来了！要不是心脏乱跳吃不消去医院，我还发现不了冠心病！现在又得了膀胱癌，侬讲讲看，哪能办（沪语：怎么办）？苦透苦透！"

我看他休息得差不多了，让他女儿扶他上检查床。"没事的，老先生，你开刀以前停服华法林，医生会给你另外换药的，不用担心！"

"好的好的，我不担心！刘主任给我开刀，我放心得很！"他从床上欠起身体对我说，"程医生，侬寻了个老公多少好（沪语：你找了个多么好的丈夫）！还专门安排我今天找你看心脏！"

我心想：好个屁，天天人影子都看不到，家里啥事都不管。你看班级群里有几个爸爸，人家每天陪着孩子做作业，时不时咨询老师第六张单元卷的倒数第二题是不是有三种解法？而老刘呢？他去开个家长会，Happy担心地问我："老妈，我爸能找到我们班教室吗？"人比人，气死人，这辈子是没指望了！

这位健谈的老伯伯做好检查还想继续攀谈，我一看都十点多了，赶紧让他先去诊室，让小陶测完数据之后直接带报告上楼。我则从楼道后门抄近路上到多功能诊室。

走到三楼，我迫不及待地推开诊室大门。

走过路过很多次，这还是我第一次在这间诊室看病。这是一间特别打造的会诊房间，大约有三十平方米，当中是椭圆形会议桌，桌子一侧摆放着两台电脑，以及打印机等看诊设备。桌子对侧的墙上有电视和读片屏幕。这间诊室不但能用于多学科讨论，也能进行远程会诊。

诊室里面比我想象中还井然有序。二娘还在跟蒋腾飞谈话，但我没顾上跟二娘打招呼，因为我一眼看到了彭明香！她坐在最远的角落里，梁疏影挨着她。

我百感交集，一时间说不出话来。

彭老师来了！

彭老师还在专注地跟梁疏影说着什么，她手里拿着几张纸，讲了几句之后，在纸上画了一下，指给梁疏影看。她背对着诊室大门，只能看到一点儿白皙的侧脸，梁疏影的眼睛始终看着她。

彭明香只比我们大五岁，我们大学上心理医学课的时候，是她第一次去医学院给学生讲课。在很长很长一段时间内，彭老师是我和二娘艳羡的对象。她人长得漂亮，老公还特别体贴，儿子叶帅人如其名，高大挺拔。最最重要的是，叶帅成绩也非常好，从小就是"别人家的娃"。叶帅念初中的时候，哪像蓁蓁和 Happy 这样，初三了还没啥目标。人家叶帅从小就立下志向，高中一定要报考上海中学。读书根本不用管，放寒暑假的时候，总是催彭明香："老妈，让你给我网购的物理练习册怎么还没到呀？我作业老早做完了，没劲死了！"

二娘把这一切归功于叶帅的老爸，没办法，人家老叶的口头禅就是"我儿子我能不管吗？"人家就是坚持孩子的大方向得父亲做主。事实上，彭明香他们家小方向也是老叶做主。说起老叶，那就是典型的上海人家的好男人。总结成一句话，就是：大小家务我拿下，你尽管貌美如花。当然，老叶一开始也不是心甘情愿的。

彭家两个女儿是双胞胎，明香是妹妹。老叶的初衷，是找个好看、温柔、仔细、会操持家务的老婆。遇到明香之后，容貌是绝对达标了，他第一次去明香家的时候，想去探探明香做家务如何。

一番寒暄之后落席，老叶一边跟明香爸爸聊天，一边用眼角的余光认真观察。只见明香和她的双胞胎姐姐穿着一模一样的碎花小围裙，好像两只花蝴蝶不停穿梭，没一会儿工夫，一桌齐齐整整的菜肴就摆满了。色泽鲜艳，荤素搭配，每道菜都鲜美可口，可把老叶给乐坏了，简直是天赐良缘给他送来一个田螺姑娘！

不过，直到结婚之后，老叶才发现，他的姻缘确实是老天赏赐，只不过不是田螺姑娘，而是林妹妹。

他第一次上门品尝的那一桌菜，都是明香的双胞胎姐姐做的，唯一出自明香纤纤玉手的，是那个糖番茄！

明香有一次讲起这件事，二娘和我笑得肚子疼，揉完肚子，我俩对明香羡慕嫉妒恨得不得了。老叶是个多好的男人呀，会做饭、会管娃，甚至还会踩缝纫机！老叶因为工作关系经常出国，每次都给老婆买这买那，帮明香买回来的衣服尺码偏大，放下行李二话不说，滴溜溜地缝纫机一踩，贴着老婆的腰线立马把衣服给改了过来！

我跟二娘经常为了孩子上学互相倾倒苦水。明香呢，也有烦恼："我跟你们讲，昨天晚上我们家老子跟儿子干起来了！"明香哪怕描述吵架语气都嗲溜溜的，一听就是明贬实褒。

原来老叶要培养叶帅的自理能力，每个月的零花钱就给固定的两百块。那次，叶帅不当心，把一个 BOSS 耳机给丢了，想把老叶的耳机拿去用。老叶不同意，说："你耳机丢了自己要承担责任，要用我的可以，但是得付钱，两千块，扣你十个月的零花钱。"叶帅怒了，说："老爸你太抠门儿了，你的耳机是用过的，不能原价卖给我。再说，我的零花钱还要乘地铁、买文具呢！"老叶说："那不行，谁让你丢三落四！"叶帅更火了，说："谁丢三落四，我难得丢一次东西！"一时间父子俩剑拔弩张，"气氛相当尴尬！"明香一边说一边对我们轻点手指，"关键时刻我必须出场！我就说要么双方各退一步，爸爸的耳机打个八折给你？"

瞧瞧人家的家庭氛围！

而且，人家叶帅还从来不补课。以前，我跟老刘都觉得小孩子补啥课呢，该吃就吃，该玩就玩，我们小时候只要完成学校作业，不也妥妥地考上了上海医科大学？蓁蓁倒是从小学就补个不停，还不是跟我们的 Happy 考了同一所初中。

可自从上了中学，Happy 的成绩简直惨不忍睹，六年级和七年级每次期末考试成绩一出来，她就变成了一只瘆糟猫。我仔细询问了 Happy，她说上课有时候根本听不懂，因为某些内容老师一带而过默认学生是会的！我很是烦恼，跟二娘讨论，二娘不屑一顾："你才知道啊，人家老早提前学过了！"

在没有退路的情况下，我也只好四处寻觅老师，为教育行业的 GDP 开始做贡献。

为了避免小蓓多走弯路，我语重心长地告诉英丽，孩子补课不可少，翘脚学科得乘早，否则早晚心发毛。英丽吸取了我的经验教训，小蓓现在也跟 Happy 一样，周一到周五死命完成学校功课，周六和周日排得满满的，语数英加上弹钢琴，孩子忙得没有空隙，家长也跟着团团转。

"补课费付起来哗哗哗跟淌水一样，我妈都吓死了，说一个月要花一万块钱给小蓓补课，这要在老家就别上学了！"英丽反正不差钱，有时候还能调侃两句。

不过她这几天挺烦心，据说小蓓的数学补课老师在学期当中提出涨价，英丽有些气恼，让我跟二娘去找找还有没有其他老师。我倒是问了 Happy 的补课老师，但好老师都是很抢手的，周末从早上七点半排到晚上九点半了，暂时没档期。这事儿，待会儿见面也给英丽说一声。

二娘常说，不但投胎是门技术活，怀孕也是一门技术活，你看人家叶帅多省事！

明香一点儿不操心，轻轻松松晋级为上海中学高才生之母。前年叶帅以优异的成绩考进复旦大学上海医学院临床八年制，毕业就拿博士学位，看得二娘和我直流口水。

明香年龄还没到半百，人生所有大事全部靴子落地，心情舒畅越发容光焕发，每天笑语盈盈，时不时跟我们讲个小笑话。

但我们都没想到，命运在明香 48 岁本命年生日那天，跟她开了一个天大的玩笑。

我们本院职工每年常规体检，明香一直没当回事儿，拖到第二年劳动节过了才去检查。做超声检查的时候，发现她左侧乳腺有两个团块。超声科同事反复看了好几分钟，建议她去做个乳腺钼靶拍片。要是嫌麻烦的话，也可以第二天做个超声引导下的细针穿刺活检。

明香从超声科同事的表情中察觉到问题不太简单。不过她心里一直侥幸，自己一直能吃能睡的，不会有坏事情。但是，那天晚上，她睡得很不踏实。老叶那个星期正好去澳大利亚出差了。她发了个微信给老叶。老叶倒是很紧张，说要不他改签机票，第二天就回来。明香说没事，不差这几天。

这个决定，让明香和老叶事后都追悔莫及。

第二天乳腺穿刺活检非常顺利，取出的标本马上送去病理科请同事加急检测。第三天下午，明香从电子病历系统上看到了自己的结果。

那天是六月的第一天，上海天气晴朗，白花花的太阳照耀着申城，燥热的空气像个大蒸笼，压抑的盛夏提前来临。无论是来看病的，还是给人看病的，全都躲进室内，只有手足无措的彭明香跟跟跄跄地冲到户外。

太热了，但是她手足冰凉，炙热的阳光照射着她随时可能瘫软的双腿，她眼前的世界忽近忽远，旋转拉伸，一切都仿佛无法触及。只有那一行字，漆黑、粗大，无论她转向什么方向，都牢固地钉在视野的最中央：导管浸润癌 + 小叶癌。

在那一刻，她觉得时间和空间正在飞速离她而去，她不知道自己身处何地，又将往哪里去。丈夫在遥远的国外，儿子也不在身边，她感到前所未有的孤独和疲乏。

这时手机铃声响起，把她拉回现实。

是她的一个老病人，网上没有预约到专家号，发短信想请她加号："彭医生，这个星期您如果病人太多不方便的话，下周或者下下周都可以，看您方便，我等您。"

"咔嗒"，手机失手落地。

彭明香双手掩面，流泪不止。她在心里对这个老病人说，没有下周了，也没有下下周了，我没有以后了，你再也等不到我了……

这些，从明香自己的口中说出，我不寒而栗。

她在我的诊室，当着我的面，说了这些话。

明香从手术到化疗，都瞒着我们。实际上，她不愿意任何人知道，连她的双胞胎姐姐都不愿意多说。她实在受不了了，老叶实在看不下去了，才联系了我。

明香那次来看病，我又心痛又伤心。刚过国庆节，她就穿上了薄羽绒服，原先乌黑发亮的鬓发变成了薄薄的短发，皮肤依然很白，但是没有光泽，好像一张白纸。她自始至终没有什么表情，语速急促，讲个不停，跟以前判若两人。

明香心脏不舒服，心动过速，ST 段改变，T 波低平。但她血液心肌损伤标志物在正常范围，三维斑点追踪显像各项参数也没有问题。

我跟她解释了几句，没有发生肿瘤治疗相关毒性，但是她根本听不进去，话越说越多，无法停止。

陶星宇不停看我，因为门口还有很多等候已久的病人，明香不肯结束，他们都不耐烦了。

我尝试打断明香，但她根本不听，只管自己不停地说啊说，神情越来越激昂，到最后，甚至点名道姓控诉普外科的同事！

-22- PD-1、PD-L1 抑制剂引发的心肌炎致死率高达 50%

明香手术之后，化疗了四个疗程，后续又用了 PD-1 免疫检查点抑制剂。

疗程结束后，她间断反复胸闷，心跳得非常快，好像要蹦出嗓子眼儿。老叶打我电话的时候，我一开始怀疑她是不是发生了药物相关性心肌毒性。

明香乳腺癌化疗的方案中含有蒽环类药物，此外，她还用了 PD-1 免疫检查点抑制剂，也有可能损伤心肌。

免疫检查点抑制剂是当前最为热门，也最有希望的新型抗癌药。这类药物最大的优势在于能够精准地杀伤肿瘤细胞，有几种新药在癌症治疗中已经取得了突破性的进展。

人体不停新陈代谢，每天有无数细胞死亡，也会长出无数新的细胞。在这个过程中，每个人体内都难以避免出现少量分化异常的肿瘤细胞。不过不用担心，人体就像一个社会，有一套监视系统，体内的 T 淋巴细胞就像警察，火眼金睛识别出肿瘤细胞并将其擒拿归案。

　　但当人患了癌症的时候，癌细胞非常狡猾，绞尽脑汁跟担任警察的 T 淋巴细胞串通勾搭。T 淋巴细胞和癌细胞身上都有免疫检查点，长在 T 细胞上的叫作 PD-1，长在癌细胞上的叫作 PD-L1。当 PD-1 和 PD-L1 勾搭上之后，就会沆瀣一气，把身体搞得乱七八糟。

　　而免疫检查点抑制剂，有的可以控制 PD-1，有些可以斩断 PD-L1，相当于把串通一气的都抓了，自然吏治清明，天下太平。

　　从原理上来说，免疫检查点抑制剂是最符合生理规律的抗癌药物，这类药物势必在今后的肿瘤治疗领域大放异彩。

　　可是，世间万物没有十全十美，我们每次打开窗户欣赏美景的时候，也会有苍蝇乘机飞进来。

　　PD-1 和 PD-L1 免疫检查点抑制剂对于某些人会引起心肌炎，有些甚至会引起极其危重的心肌炎。根据美国文献报道，这种重症心肌炎的死亡率高达 50%！所以，现在有不少肿瘤病人病急乱投医，通过各种不规范的渠道从国外捎带新型 PD-1 和 PD-L1 免疫检查点抑制剂擅自使用，这可千万得小心，眼睛千万不能只盯着肿瘤，万一引发严重的心血管副作用可就麻烦了！

　　不过，明香的指标都在正常范围之内。

　　那天，明香坐在我面前，足足讲了半个小时，依然没有停下的意思，到最后简直声泪俱下。我怎么解释都没用，她非说自己毁了，因为化疗的时候，普外科同事没有给她同时加用右雷佐生。

　　对于需要化疗的肿瘤病人，我们建议在静脉滴注抗肿瘤药物之前，加用心脏保护制剂。研究提示，右雷佐生可减少蒽环类化疗药物引发心脏毒性的发生率和严重程度，对于有条件的病人，我们推荐应用。

"可是，为什么我做化疗的时候，他们没给我用?! 我都说了药费没关系!"明香颠来倒去说这几句话，讲到最后，两边嘴角甚至泛出白沫，依然不肯离开诊室。

"你原先没有任何心脏病，化疗的时候也没有不舒服，不是所有人都加用右雷佐生的。"我依然想做最后的努力。

可是明香不听，她说她现在就是难受、胸闷、憋气，马上就要死了!

最后，还是老叶把她连拉带拽带走了。

看着明香离开，我的眼泪差点夺眶而出。彭明香，以前被男生们交口称赞的彭香妃，我多年的好同事好朋友，是她教给我们心理医学的基本知识，让我们第一次知晓人体的健康不仅仅表现在躯体，也体现在心灵。人的心理不但会发生各种各样的障碍，而且会影响和促进乃至转化为躯体疾病。我是逐渐从她身上学到了一点皮毛，是她，给我和二娘拿来初步筛查焦虑和抑郁的GAD-7(广泛性焦虑障碍量表)和PHQ-9(抑郁症筛查量表)表格。而现在，彭老师她自己……

从前两次跟老叶的电话交流中，我已经觉得她有问题。明香的双胞胎姐姐去她家探望，在路边的花店看到有一种植物特别好看，宽大的叶片五彩斑斓，在阳光的照射之下绚丽夺目，顺手买了一盆送给明香。

明香当时也觉得很漂亮，就放在卧室阳台上。放了几天之后，她心血来潮想看看这个叫"变色木"的植物究竟该怎么养殖。没想到，打开电脑查询之后，明香突然癫狂，把变色木直接从阳台上推了下去。

老叶前脚进家门，后脚物业就找来了，说你家花盆要再这么掉，砸人脑袋上麻烦就大了。老叶想跟太太问个究竟，结果发现明香在卧室给她的双胞胎姐姐打电话，一会儿哭，一会儿叫。原来，她在网上查到说变色木种在户外观赏没事，但放在房间里会释放有毒物质，时间长了对人体有害。"阿姐，我都生癌了，你为啥还要害我?!"明香说着说着就歇斯底里了。

老叶在电话里无奈地叹气，我能理解他的心情。太太自己是医生，生病了该怎样她比任何人都清楚，但为什么也变得如此绝望抓狂？

明香说个不停，我犹豫了好一会儿，还是拿出了两个表格："我觉得你心脏没事，你可能是心理出问题了……"

明香一把将表格推落在地："蕾蕾，我自己做了二十多年心理医生，我怎么可能不知道？我没精神障碍！他们没给我用右雷佐生，我心脏很不舒服，指标不能说明什么，这些指标后面肯定会升高的！现在还是亚临床，还没体现出来……"

我伤感地把表格重新捡起来。

人体是一个复杂的综合体。除了躯体病变，心理问题一样重要。其实，每个人在不同时期或多或少都会发生精神障碍，比例相当高，但大部分并没达到诊断为心理疾病的程度，还有一些人，则是由于各种原因没被发现。当人遭受巨大打击的时候，往往会伴发心理异常。尤其对于恶性肿瘤病人，由于恐惧疾病的凶险、对未来丧失信心、担忧家庭和亲人，以及顾虑各种工作和社会关系，很多都会焦虑和抑郁。

因心脏不舒服去医院看病的人当中，至少有三分之一合并心理障碍。"心病"的诊疗跟心脏病完全不同，所以，心血管医生也要具备基本的心理医学知识，起码要对这类病人进行初步甄别。

现在，我每次看病人，都会随身携带 GAD-7 和 PHQ-9 表格。这两个表格虽然很简单，但切实可行，能很方便地帮助病人和家属对心理状况进行初步评估。癌症病人合并心血管病变，遭受多重打击，不但病人自己的思想被压垮了，他们的家属很多也发生了焦虑症和抑郁症，我不止一次遇到这种情况。

与躯体疾病相比，人类心灵的花园更加辽阔。当这个花园阴霾重重的时候，千万不能蜷缩在角落里默默承受，不妨看看这两个表格，为自己和亲人简单地打打钩，或许就能发现多次求医问药也不能发现的症结所在。

焦虑自我评估 GAD-7 量表

请根据过去两周的状况，回答是否存在下列描述的状况及频率。

	完全不会	好几天	超过一周	几乎每天
1. 感觉紧张、焦虑或急切	0	1	2	3
2. 不能够停止或控制担忧	0	1	2	3
3. 对各种各样的事情担忧过多	0	1	2	3
4. 很难放松下来	0	1	2	3
5. 由于不安而无法静坐	0	1	2	3
6. 变得容易烦恼或急躁	0	1	2	3
7. 感到似乎将有可怕的事情发生而害怕	0	1	2	3

请将上述 7 项评分汇总，结果参考：

0 ~ 4 分：没有焦虑；

5 ~ 9 分：轻度焦虑；

10 ~ 14 分：中度焦虑；

15 ~ 21 分：重度焦虑。

抑郁自我评估 PHQ-9 量表

请根据过去两周的状况，回答是否存在下列描述的状况及频率。

	完全不会	好几天	超过一周	几乎每天
1. 做事时提不起劲或没有兴趣	0	1	2	3
2. 感到心情低落、沮丧或绝望	0	1	2	3
3. 入睡困难、睡不安稳或睡眠过多	0	1	2	3
4. 感觉疲倦或没有活力	0	1	2	3
5. 食欲不振或吃太多	0	1	2	3
6. 觉得自己很糟，或觉得自己很失败，或让自己和家人失望	0	1	2	3
7. 对事物专注有困难，例如阅读报纸或看电视时	0	1	2	3
8. 动作或说话速度缓慢到别人已经察觉；或正好相反，烦躁或坐立不安、动来动去的情况更胜于平常	0	1	2	3
9. 有不如死掉或者用某种方式伤害自己的念头	0	1	2	3

请将上述 9 项评分汇总，结果参考：

0 ~ 4 分：没有抑郁；

5 ~ 9 分：轻微抑郁；

10 ~ 14 分：中度抑郁；

15 ~ 19 分：中重度抑郁；

20 ~ 27 分：重度抑郁。

其中，第 1、4、9 项中任何一项得分 >1 分，均应引起重视。

那天下班后，我跟老叶沟通了足足一个小时，后面的电话是叶帅接听的。叶帅不放心妈妈，他不再住校，每天上完课就回家。我跟他们介绍了明香的情况，她的心动过速多数是精神障碍引起的。看病必须追根溯源，拨开表象抓住本质。哪怕明香自己就是心理科专家，她也必须正规就诊，不能拖延。

叶帅是医学生，知道利害关系，他再次陪着妈妈来到医院，来到多年来妈妈一直工作的地方。只是这一次，妈妈不再是医生，而是病人。就诊之后，明香被诊断为中度焦虑加中度抑郁。经过服药，逐渐好转。

我们希望她病情得到控制之后快点回来上班。人是社会的人，老叶要工作，叶帅要上学，白天一个人待在空荡荡的家里绝对没有好处。不但肿瘤病人的康复最好尽快融入社会，其他病种也是如此。工作不仅仅是劳动和奉献，也是一种获取自身需求的途径。

上个月，二娘喜出望外地说明香的专家门诊已经恢复了。我马上想到，她可以参加我们的团队。首先，彭老师工作多年经验丰富。其次，她有非常深刻的切身体验，对于肿瘤合并心脏病变的病人，她比任何人都有话语权！最后，人生一世，在解决了温饱等基本需求之后，一定会追求自我价值的体现。根据马斯洛需求层次理论，人类需求像阶梯一样从低到高按层次排列，分别是：生理需求、安全需求、社交需求、尊重需求和自我实现需求。请明香一起加入这个全新的交叉学科团队，一定会激发她对专业的探索热情，不但能助我们一臂之力，对她的康复也大有裨益。

我们唯一担心的就是她毕竟乳腺癌手术化疗过，体力不知道能否承受。

现在，她来了！

我坐下没一会儿，二娘和彭老师都结束了，病人先出去在诊室门口等候。

根据流程，我们所有在场医生，将对这七个病人逐一讨论，然后再确定诊疗方案。

二娘坐在正中，主持多学科讨论。陶星宇担纲记录。对于田阿姨、火小弟、英丽妈妈和老刘的病人，大家意见一致。需要讨论的有三位：梁疏影、袁虹和蒋腾飞。

我先发言："梁疏影的高血压已经三联用药，还是控制得不好，而且血压波动非常大，会不会跟精神因素有关？"

大家把目光投向彭明香。

明香在白大衣的衬托下，苍白的脸庞上恢复了往日的笃定："没错，梁疏影 GAD-7 表格 16 分，PHQ-9 表格 18 分，需要服药治疗。抑郁症不仅仅导致病人心情低落，损害意志力和认知功能，而且会表现为躯体症状，比如失眠或嗜睡、精疲力竭、便秘、疼痛等。睡眠障碍比较常见，主要表现为早醒，一般比平时早醒 2 ~ 3 个小时，醒后就很难再次入睡。早醒是抑郁症比较典型的特征。此外，全身各个部位均可累及，表现为恶心、呕吐、心慌、胸闷、出汗等。"

梁疏影接二连三地生病，不是难以启齿的梅毒性心脏病，就是耸人听闻的肺部结节，换了谁都会抑郁。二娘跟我不约而同点了点头。

"而她的高血压，"明香继续说道，"其实是焦虑症发作的一种表现。"

古人说，相由心生。确实，精神障碍病人经常用躯体症状表现出心理问题，容易和躯体疾病混淆。这就给诊断造成了极大的困扰，比如梁疏影，这个年龄发生原发性高血压的比例逐渐增加，血压升高掩饰了她心理上的病变。这样的情况在临床上绝非少数。

焦虑症引发的高血压受情绪影响较为明显，"白大衣血压"现象更为显著。这些病人见到医生之后往往血压骤升，而且无论是自己测量还是医生测量，血压越量越高。

原来如此，我们果然没有猜错！

二娘问道："那接下去怎么办？"

"药物必须调整。"明香开始写处方。

对于由于焦虑引发的血压升高，首选 β 受体阻滞剂，而常用的"地平"类、"沙坦"类、"普利"类、利尿剂等降压药降压效果不明显，尤其是发作时，这些降压药几乎没有任何效果。

二娘探头看了一下明香开的药："她原本吃三联降压药呢，现在统统不要，就吃倍他乐克，能管用吗？"

明香胸有成竹，继续写处方："降压药这点够了。还有我的药呢！不过她还要继续看心理医学门诊，随访抗焦虑和抗抑郁药的效果。"

明香写好处方，二娘点点头："中年妇女承受这么大打击，难为她了。不过人得想开，老公把脏病带回家，这种男人扔掉也罢，省得自己闷出精神病。她最终还是决定离婚了。"

嗐，我在心里叹了口气。跟梁疏影打了这么长时间交道，我为她深深惋惜。回想起她第一次来看病的时候，大红色短风衣衬着新做的发型，开口说话笑语盈盈，谁能预料到在这么短的时间里发生了这么多变故。回首往事，简直如梦。中年失婚，对一个女人是多么艰难的决定！不仅仅是个人的感情，还有孩子、亲情、家庭。

"心里实在迈不过去这个坎儿，断就断了吧！"我感慨道。

"不是。"明香抬起头看了我一眼，"她不是恨她老公才离婚的，不是你们以为的那么简单。"

"没那么简单？"

"梁疏影提出离婚，倒不是怨恨她老公。"明香写完了，"梁疏影的梅毒，可能不是她老公传给她的。"

"啊？"我们面面相觑。一开始，我跟二娘就觉得梁疏影的高血压事出蹊跷，她倒霉是够倒霉的，好端端地得了这么严重的心脏病，还是让人无法启齿的原因，从梁妈妈的多次反应来看，多半是她老公不好。不过，老公是渣男，她干吗折腾自己？果然，看事情不能只看表象，梁疏影一定另有隐情！

我拍拍胸口，还好明香来了。心理科医生总是能从另外一个角度，打开病变的缺口。

-23- 究竟是谁让她染上了梅毒

梁疏影的老公蔡天康，一直以来在梁妈妈的眼里也就是个将就。

梁妈妈出身于书香门第，依照她最喜欢的北宋诗人林逋的千古咏梅绝唱"疏影横斜水清浅，暗香浮动月黄昏"给女儿起的学名。按照梁疏影妈妈的设想，女儿的男朋友首先要门当户对，这样两亲家方便沟通，从事的职业也得体面一些。可是，女儿非喜欢一个农村来的！

梁疏影的初恋叫卢伟，两人足足好了五年。这个男生来自湖南衡阳，六岁的时候，母亲就过世了。上小学的时候，父亲再婚。卢伟的后母前面还有两个哥哥和一个姐姐。两家人凑在一起过日子，生活十分困苦。

梁疏影从来没有听过还有人的童年是那样的。冬天的上海街头，随处可见卖烘山芋的小车。特别寒冷的时候，买一个刚出炉的烘山芋攥在手里，剥开有些烤焦的外皮，将烘烤得酥软香甜的山芋咬上一口，从嘴巴暖到心里。他俩第一次约会，梁疏影兴冲冲地买了两个烘山芋，递给卢伟一个，卢伟又是摇头又是摆手。

衡阳山区的农村孩子，从小吃得最多的就是山芋。煮山芋、烤山芋、山芋干，最不济的时候，把山芋藤也扯下来一起吃，吃到最后，人身上都是一股子山芋味。

连吃的都没有，就更别提上学了。卢伟的三个哥哥姐姐，一个勉强念到初中毕业，另外两个干脆小学都没毕业。只有卢伟，从小念书每次都得第一名。

考到上海，卢伟一边念书一边打工。除了要挣自己的生活费，还想法设法接济在老家的哥哥姐姐。梁疏影偷偷跟卢伟好了两年，才敢跟家里提起。她妈一听就不乐意，但毕竟是知识分子，还是请卢伟一起吃了顿饭，也乘机当面了解情况。

那天回到家里，梁疏影的父母面色凝重地喊女儿坐下，让她不要跟卢伟来往了。在太太的示意下，梁疏影的爸爸语重心长地跟女儿说："这个男孩子本人其实还可以，但他的出身太差了。婚姻不是两个人的事情，你要跟卢伟结婚，以后架得住他老家那么多张嘴吗？"

梁疏影妈妈故作镇定地继续补充："这个男孩还一直说感恩异父异母的哥哥姐姐，如果不是他们务农打工挣一点血汗钱，他根本没机会来上海念大学！这样的家庭，他是要承担责任的，也是无法逃脱责任的！爸爸妈妈见的多了，上海小姑娘找外地农村的，最后没一个过得舒坦！"

梁疏影那年大四。她心里其实也知道爸妈讲的都是事实。可是，梁疏影舍不得跟卢伟分手。她觉得这个男孩黝黑的脸上有一种她从未见过的东西，他胆子大，他啥都敢弄，而且，他好可怜。

夏天，梁疏影跟父母撒谎说搞活动，其实周末跟着卢伟去佘山玩了一天。登上佘山，他们在明亮的阳光下又跑又跳，下山的时候，梁疏影累了，卢伟背她下山。走到半山腰，卢伟脚上的劣质凉鞋居然从当中生生裂开。梁疏影趴在卢伟肩膀上往下看，卢伟脚一甩，干脆光着脚背着她继续走！

梁疏影赶紧跳下来去捡凉鞋。这么热的天，石板台阶太烫了！

卢伟追上去抱住她，说："这点算什么！石板能有铁轨烫吗？我小时候每天早上走三十里地去县里上中学，晚上继续走三十里地回家。我姐给我做布鞋，纳鞋底把手指都戳穿了，我舍不得穿，往返都赤脚。从我们村到县里，我都不用眼睛看，就走在铁轨上。夏天的铁轨好烫好烫，根本没法踩，点一下就得抬起，否则脚就起泡！不过这样也好，我脚点得飞快，没多大工夫就能走到，在校门口的小河边把脚洗干净，再穿上我姐给我做的鞋子进校门！"

梁疏影听得心都在颤抖。

她决定对家里阳奉阴违。可是，女孩子大学毕业，父母就开始操心婚事。家里亲戚和父母的同事朋友纷纷给她介绍男朋友，梁疏影进退两难。

女儿年龄越来越大，终身大事没有着落，梁妈妈多了个心眼儿，悄悄跟着梁疏影外出两次之后，她抓狂了。这都多久了？女儿还在跟那个湖南乡下小伙子来往！

那天回家打开门，梁疏影傻了，客厅里烟雾缭绕，已经戒烟的父亲夹着香烟愁容满面，而母亲一脸惨白，看到她回来，用手指了指，想说什么，还没开口，忽然双眼一闭，倒在地上！

母亲住院了，梁疏影进退维谷，还是卢伟看出了她很不对头。梁疏影抽抽噎噎地讲完事情经过，胆怯地看着卢伟，生怕他生气发火。可是，卢伟没有。

静静坐了一会儿之后，卢伟居然说："我们分手吧！你爸妈其实讲得很有道理，你跟着我，只会受苦。我们分手吧！"

从那以后，卢伟彻底疏远她。梁疏影不肯死心，但连续几个月发短信、打电话石沉大海之后，她的生活陷入了混沌与茫然。

一天下班，她乘地铁回家。1号线飞驰而来，徐家汇等车的人很多，推推搡搡。脑中一片空白的梁疏影跟着人流往前挪动。忽然，她身体一晃，自己还没反应过来是怎么回事，耳边就听到好多人惊呼。

原来，浑浑噩噩的梁疏影一不小心右脚踏空，整条腿掉进了地铁和站台之间的空隙里！这个缝隙不大，她的腿被卡住了。

梁疏影看清楚状况之后彻底吓蒙了，旁边两个阿姨伸手去扯她，根本拉不动。周围的小姑娘吓得尖叫，地铁马上就要重新开动，而梁疏影无法动弹，再过一两分钟，惨剧就在眼前发生了！

千钧一发之际，一个男人扒开人群挤到最前面，用力把梁疏影抱起！梁疏影的鞋子掉了，右边的膝盖和小腿擦伤，鲜血淋漓。那个男人刚把梁疏影放在地上，地铁车厢关闭。随着列车飞驰而去，站台上响起一阵响亮的掌声。

这个救了梁疏影一命的男人，就是蔡天康。

梁疏影嫁给了蔡天康。女儿的命是女婿救的，梁妈妈无话可说。但蔡天康也是外地的，父母早就下岗，他在三本大学读的经济，来上海没找到合适的工作，KTV红火的时候在歌城干过，后来从事餐饮业。对此，梁妈妈心里总有个疙瘩。

"蔡天康待的不是什么好地方。"梁疏影心脏病确诊的时候，梁妈妈拿我当知心人，"那个行当的人，男男女女乱七八糟的！"

"可是，事实并非梁妈妈想象的那样。"明香敏锐地发现了梁疏影的问题，刚才将她带到另外一间诊室娓娓诱导。

实际上，生病之后，梁疏影除了承受身体的病痛，更难受的是，她不知道该如何面对蔡天康。

那一年，蔡天康在徐家汇地铁站不但救了她，还送她去医院包扎，梁疏影在失落的彷徨中觉得他能够依靠。蔡天康原先有过几个女朋友，她也都知道，并没有像梁妈妈想的那么不堪。

这是梁疏影内心深处连自己都无法面对的秘密。她的梅毒，不是来自蔡天康！而是……卢伟。

卢伟是梁疏影心里无法逾越的坎儿。直到嫁给蔡天康，她才在心底慢慢封存了这个名字。她女儿上小学的那年，她忽然接到卢伟的电话，卢伟说他回国了。

他俩分开，对卢伟而言是沉重的打击。他之所以主动提出，还是源自心底的自卑和自尊。当年，他既没有实力照顾在老家的亲人，也没办法给自己喜欢的姑娘承诺未来。经过反复思考，卢伟决定出国。他苦读英语，发愤图强，终于争取到了奖学金。梁疏影结婚的那年，他如愿以偿飞到了西雅图。

可是，在美国的日子同样艰难。卢伟用当年沿着铁轨上学的坚忍不拔与吃苦耐劳，总算站稳了脚跟。直到他结婚，才发现自己一直没有忘却梁疏影。与梁疏影分手十年后，卢伟因为公司事务，出差回到上海。

是否与梁疏影再次联系，他犹豫了好几次。但卢伟不知怎么那段时间经常发热头痛，他觉得可能是从前的日子实在太苦，损害了健康。最后他觉得，如果错过这次，可能今生再也难以相见。在即将回去的前一天，他实在忍不住，找到了梁疏影。

其实，那时候梁疏影的生活已经趋于平静。蔡天康为人处事都比较妥当，他知道岳父岳母戴着有色眼镜看他，也能坦然处之。

可是，看到卢伟，梁疏影发现有个很微妙的角落在瞬间复苏。得不到的，错过的，一直渴望弥补。十年时光，将那个黝黑的倔强男孩变成了清瘦的斯文男人。那天，他们从一开始不知所措，到后来依依不舍。

梁疏影没有在宾馆过夜，卢伟也没有挽留。他们的内心，是想给年轻时候的自己一个最后的了断。"我应该再也不会回来了，"他说，"祝你过得幸福。"

确实，卢伟再次从梁疏影的视野里消失得干干净净，让梁疏影觉得那好像是一个不真实的梦。

但那个梦不但真实，而且残酷，冰冷地入侵了梁疏影的整个人生。

人的心灵，应该是开放的、松弛的。如果隐藏了太多的难言之隐，就有可能会崩溃。何况梁疏影一次又一次生病。这时候出现心理障碍，太正常了！

-24- 冠心病病人要吃多久药？终生！

　　明香讲完了，我对她崇拜得五体投地。心理医生有一套特别的问诊方法，能够叩开病人紧闭的心扉，真是术业有专攻，我们疑惑了很久的问题，在她面前迎刃而解。

　　不但我心服口服，二娘也惊讶得嘴巴张得老大。只是，这家伙为啥忽然眼睛转过去意味深长地瞟了几眼英丽？

　　梁疏影的高血压有了定论，接下去讨论袁虹。

　　二娘讲完袁虹的病史，大家都在摇头。我们都被她深深打动，人到中年，会时常感觉生命其实不是自己的，是子女的，也是父母的。但是，撇开感情因素，袁虹目前的情况太不合适做人工生殖了。

　　针对袁虹的讨论，时间最长，但我们个个一筹莫展。有些病人的存在，就是不断提醒医生，生命是多么渺小、脆弱与无常。虽然现代科技突飞猛进，但依然有很多人其实是医生无法救治的。我经常对来看病的人说，生病了只要能做手术、有药可吃，都是值得庆幸的，因为，还有很多病人无法采取任何措施。

一开始接手肿瘤心脏病病人，不少朋友不了解状况，总是问我，以后要专门看心脏肿瘤吗？好像没有多少人得心脏肿瘤。

确实，心脏不太可能得肿瘤，原发在心脏的肿瘤大部分也都是良性的。但是，身体其他部位的恶性肿瘤会通过血流转移到心脏，毗邻结构的恶性肿瘤会直接蔓延侵袭心脏。这些肿瘤一旦攻克心脏，基本无法救治，只能眼睁睁地看着肿块逐渐长满心腔，在很短的时间内就夺走那些鲜活的生命。有些从发现到离世不会超过两三个月。

我跟二娘做主治医师的时候，有一回二娘带了老赵家的一个亲戚找我做心脏超声检查。老赵是崇明人，但老家在启东。老赵的父亲乡土情重，经常让二娘帮忙给老家的亲友看病，二娘对此叫苦连天，时常抱怨。旁人觉得你们医生近水楼台先得月，看病就医特别方便。其实，我们但凡看到打招呼加号拜托住院的，内心都是纠结的，情绪都是拒绝的，语气都是冷淡的。医院这么大，不可能每个科室都有熟人，拐弯抹角找过去，别提多麻烦。而且，看病不是一锤子买卖，有些熟人给加号看了门诊，马上又要加快检查，做完检查又要提前拿给医生看。大家每天的工作都排得很满，谁有工夫一次一次帮你打电话发信息，还让不让人好好上班了？

不过，这个亲戚是在启东人民医院发现左心房和心包内都有占位，二娘不敢掉以轻心。

病人非常年轻，我记得不到 30 岁，只是因为头晕去了一次医院，结果发现心脏里有肿块，这还了得，赶紧托老赵的爸爸跟二娘打了招呼赶来上海。

心脏发现肿瘤可不是闹着玩的，二娘把潘校长也拉过来一起看我做检查。我把超声探头放在病人胸壁只看了三个切面，呆霸王就说："肺拍个CT吧，没啥戏了。"

如同启东人民医院诊断的那样，病人左心房内长了一个大肿块，左心房内的血流受到挤压明显增速。这个肿块一看就知道不是什么好东西，因为它硬邦邦的无论血流如何冲刷也没啥活动度。但这还不是最可怕的，最可怕的是这个肿块很明显是从肺静脉爬进左心房的。

在人体内流动的血液都要经过肺循环，流经肺泡时从空气中吸取氧气释放二氧化碳。吸收了氧气的新鲜血液经过四根肺静脉汇集到左心房，然后通过心脏搏动，输送到全身各处。这个可怕的肿块自肺静脉延伸而来，把左下肺静脉撑得很宽，一直充填到左心房。多数是肺癌转移。

CT毫无悬念，左侧肺门癌侵袭心脏，心包积液里面也有四处转移灶。病人家属询问病情，潘校长当着二娘的面，直截了当地说："没办法了，回去准备后事吧。快则两个月，慢也不会超过半年。"当场把病人一家老小吓晕倒地。老赵的爸爸事后很不高兴，跟二娘抱怨说："你这个同事怎么这么说话！没看你表弟多可怜！"二娘尽管不知道这是哪门子表弟，但病人很可怜倒是事实，五大三粗的小伙子，昨天还在跟朋友打球、吃饭呢，今天突然就被宣判死刑，新婚妻子在一旁啼哭不已，看到的人都无法控制恻隐之心。

可是，潘校长的话直理没错，病人确诊之后想尽一切办法只活了三个月。经过这件事，老赵的爸爸后来得了冠心病，径直绕过自己儿媳妇，非得请潘校长看过心里才安定。恶性肿瘤一旦抵达心脏，浸泡在血液里日长夜大，结局大多不妙。

不幸得了恶性肿瘤，改变的不只是人的身体，同时会让生活面目全非。好比袁虹，年纪轻轻发现乳腺癌就够糟糕的了，但她一边看病，一边还非得要生个自己的孩子……

冷场了几分钟之后，二娘忽然开口道："其实也不是没有办法。"

"什么办法？"我、英丽和明香异口同声地问道。

"找代孕！"

"去你的。"英丽的意见代表了我们共同的想法。代孕更加复杂，首当其冲袁虹的老公会愿意吗？此外，伦理、费用、亲情每一个环节都很麻烦。

总而言之，我们虽然发自内心想帮助袁虹，但想破脑袋也想不出好主意，讨论只能不了了之。

负责记录的陶星宇跳过袁虹，拿出蒋腾飞的病史。二娘先介绍基于他Brugada的诊断，建议他安装植入型心律转复除颤器（ICD）。这种设备能够有效发现和控制Brugada综合征病人裸露的电线短路的情况，避免心脏骤停。植入心律转复除颤器之后，袁腾飞可以按照常规进行淋巴瘤治疗。

"那他还有什么要讨论的？"英丽没明白为啥蒋腾飞要来我们的联合门诊。

二娘把蒋腾飞侄子的基因报告指给英丽看。

英丽双手一摊，说："我们只看心脏和肿瘤，这跟我们没关系。"

二娘跟她争辩，说："既然我们知道了，总不能置之不理。"

还是明香发言，说："这些确实不适合我们跟蒋腾飞点明。我们就按照流程走，至于以后会发生什么，那是命运的安排。"再说，她认为蒋腾飞也有抑郁情绪，这时候如果再得知这个消息，恐怕对病情更加不利。我们医生不是万能的。

"人性非常非常复杂，不能光看一两个报告就下结论，很多时候，稍有不慎可能会毁灭一个家庭。"明香最后总结道。

我非常认可明香说的话。二娘貌似也无话可说，只是，她为啥又扫了几眼英丽？

讨论完毕，陶星宇按照就诊顺序请病人进入诊室，还是由二娘具体告知他们医生最后的讨论决定。

田阿姨的胸闷胸痛，与化疗方案中的氟尿嘧啶有关，不过也不用因噎废食，化疗还可以继续做，建议把氟尿嘧啶替换为雷替曲塞。这两种药物属于同一类拮抗肿瘤细胞代谢的化疗药，但雷替曲塞由于在人体内的代谢过程不同于氟尿嘧啶，不太会产生具有心脏毒性的代谢产物，其心脏安全性显著高于其他氟尿嘧啶类。

不过小东还是不放心，说她妈妈今天依然胸闷。英丽安慰她，应该不要紧，再吃几天药会缓解的。

小东又问："我妈化疗结束了，是不是治疗心脏病的药就不用吃了？"

"不行！"二娘跟我同时大声回答。

冠心病究竟该吃多长时间的药？很多病人会问这个问题。答案是：终生。冠心病，好像是心脏这幢小房子的水管里结了水垢，引起管腔变小。但结了水垢的水管子还在日夜使用，那为了延长水管的使用寿命，就必须改善水质，以防水垢加重。

因此，冠状动脉粥样硬化病人需要服用拮抗血小板凝集的药物，根据病变程度选择阿司匹林、氯吡格雷等；需要调节血脂，服用他汀类调脂药；有些还要适当扩张血管，选择不同的硝酸酯类药物；此外，β受体阻滞剂以及促进心肌微循环的药物也常在备选之列。

小东为了田阿姨的病明显下过功夫，她继续盯着问："程医生，你讲的我明白了，可是，对抗血小板凝集，为啥要吃两种药呢？阿司匹林和氯吡格雷选一种不就行了吗？"

对于这个问题，二娘的解释挺到位，有一次我听到有个病人问她同样的问题，二娘可能正好收到了韩妈发来蓁蓁的数学测验成绩，她翻了翻眼睛说："这就像小孩子念书，除了学校老师教，补课老师也少不了，途径不一样，必须双管齐下，才能把功课搞上去！"

"那我妈的胆固醇不高，为什么要吃降脂药？"小东指着化验报告问二娘。

的确，很多冠心病病人的血脂并不高，但心血管医生从来不说他汀是"降脂药"，而称之为"调脂药"。因为药物的作用机制没有那么简单，他汀类药物除了能够降低血液总胆固醇以及低密度脂蛋白胆固醇等的浓度，还可以稳定粥样斑块，预防破溃。对于动脉粥样硬化病人，其危险性除了导致血管狭窄、血流不畅之外，一旦斑块破裂，破损的血管内膜会诱发血栓形成，阻塞管腔。与此同时，破碎的垃圾碎片还会随着血流四处播散，进一步堵住小血管，危害很大。所以，即便血脂不高，一旦发现冠心病，还是建议长期服用他汀类药物进行保护和控制的。

"我以前有个病人是和尚，吃素的，人精瘦，体检啥都正常，还不是发生了心肌梗死，救护车一路从寺庙把他送到我们医院来。"二娘随口说道。

此外，临床上还有很多病人询问，以前血脂高，吃了他汀效果很好，血脂降下来了，还需要继续吃药吗？

这个其实跟高血压一样，服药只是控制而不是治愈。吃了他汀血脂正常，并不代表问题解决了，几天之后药效过去了，血脂还会升高的。就像戴眼镜一样，一天不戴一天看不清楚，看不清楚就容易闯祸，万一跌倒摔跤，得不偿失。

"哦。"小东听明白了，"可是我妈吃了一个月降脂药，验血发现肝功能都不好了，好几个朝上的箭头！这总不行吧？"

他汀类药物确实存在一些副作用，常见的不良反应包括肌肉疼痛不适、肌肉酸软、僵直或痉挛等，以及转氨酶升高。如果服药后出现不适，要及时到医院就诊，检测肌酶以及肝功能。一般来说，瑞舒伐他汀引起肌肉不适相对多见，而阿托伐他汀对转氨酶的影响相对明显。如果发生了不良反应，可以在医生的建议下停药、减量或服用另外一种他汀类药物。

不过，也不是转氨酶一升高就得停药或者换药，如果升高程度在正常值的三倍以内，其实对肝脏的损害并不大，还是建议继续服药的。

总而言之，任何一种药物都有副作用，吃药的时候必须抓大放小，他汀类药物对于冠心病绝对利大于弊，不用过于担心药物引发肝功能减退。医生会建议服用他汀类药物之后一个月复查肝酶，如果没有异常，可半年或一年复查肝功能一次。

"好的好的。"小东对二娘的解释非常满意，"不过，孙医生，我还有最后一个问题。我妈现在血管狭窄不超过50%，如果坚持吃药的话，是不是以后也不需要放支架呀？"

"那可不能保证。"二娘摇摇头。冠状动脉粥样硬化的机制非常复杂，除了高血压、高血脂、高血糖之外，吸烟、情绪压力、遗传背景，以及免疫因素都可能诱发血管斑块形成。所以，无论是血管狭窄程度小于70%、暂时不需要植入支架者，还是已经放了支架撑开血管的病人，都建议定期复查，以便发现问题及时处理。

"谢谢，我这下全明白了！"小东收拾好病历，带着田阿姨走到诊室门口的时候，忽然扭头对二娘笑着说，"孙医生，你确定你讲的那个和尚不是喝酒吃肉的假和尚吗？"

瞧这姑娘说的！二娘感慨道："蕾蕾，你以前说田阿姨很厉害，我看呀，她最厉害的是把女儿教得很好！"

-25- 室壁瘤要切吗

接下去是火小弟。

根据火小弟目前的心功能参数，二娘和英丽结合他的肝肾功能指标慎重地重新调整了药物。然后，二娘关照火女士，心脏装好支架之后半年到一年，需要复查支架的情况，届时根据老人家的具体情况选择再次冠脉造影或者冠状动脉CT。

火女士感激不尽，感慨说人到中年家里老人太放不下心了，下次她再出差，一定得给老爸事先安排妥当，再不能发生这样的情况了。二娘与她心有戚戚焉，说那再开点硝酸甘油片，万一出现胸闷、胸痛的症状，或者原来就有的胸部不适突然加重，备在家中的硝酸甘油片可能会发挥关键作用。

不过，心绞痛发作服用硝酸甘油片之前，应该先量一量血压。如果此时血压已经低于90/60毫米汞柱，或者明显低于平时的血压，就不宜含服药物了。如果血压正常，可以立即在舌下含服一片硝酸甘油，等候救护车的到来。此外，尽管硝酸甘油疗效肯定，但一次只推荐服用 1 ～ 2 粒，并不是服用越多越有效，更不能连续吃药。

此外，老人即使服药后症状有所缓解，也要去医院进一步检查，绝不能掉以轻心。另外，医生开具的硝酸甘油在家中存放时，要注意避光、密封保存，平时外出可以随身携带，但不要放在贴身的地方，最好用一个塑料药盒装起来放在包里。

二娘一边说，火女士一边记录，她写满半页纸，皱起眉头问二娘："孙医生，非常感谢你们救了我爸爸的命。可是，我爸爸前后放过两次心脏支架，都是金属的，以后肯定也拿不出来。上次发病太急了，我在网上看到有一种支架是能够自己降解的，如果放那种支架就好了！"

二娘笑笑说："可降解支架是要看条件的，你父亲冠脉血管多处有问题，还是金属支架更合适。"可降解支架因其植入后可自动分解而受到广大病人的青睐，但目前这种新型支架只推荐病变较为简单的病人使用，如果冠脉病变广泛，还是植入金属支架更为稳妥。

可是，火女士还是心存疑虑："但是放了支架一直要吃抗凝药。潘教授告诉我们，吃药的时候要注意有没有牙龈出血、皮肤出血点这些情况，是不是抗凝药的副作用很大呀？我爸爸肾脏开过刀，会不会进一步损害他的肾功能呀？"

这些问题是冠心病病人普遍的担忧，有老年病人对此因噎废食，其实完全不必如此。

我经常跟病人打比方，上帝造人的时候，冠状动脉出厂设置都是100分。待到心肌梗死，就是不及格了。医生给做了冠脉造影装了支架，只是解决了最要紧的问题，也就是把你的分数从不及格拉到七八十分，并不代表整旧如新恢复到出厂设置。那剩下的问题怎么办？就得靠服药控制病情进展。

是药三分毒，拮抗血小板凝集的药物当然也有副作用，而且在每个人身上表现不一，所以，坐在家里担心药物不良反应是没有用的，医生既然给你开了这个药，就会采取相应措施保证疗效。所以，病人一定要遵从医嘱，定期到医院复查，只要检查下来肝肾功能等指标没有明显改变，那就不用杞人忧天。

"现在侬晓得为啥医生每次只开半个月最多一个月的药了哇？"二娘对火女士说，"就是为了让病人必须来医院找医生看，别回到家里闷着头一直吃药，吃出了问题也不知道！"

"可是……"火女士还有疑虑，"我在网上查，有人说，冠心病其实不用放支架，说支架就像铁丝网一样，放了支架之后，脏东西更容易挂在上面。也就是眼前通了，以后血管更容易堵……我就想我爸爸为啥第二次又心梗了……"

二娘听她这么一说，眼睛睁得老大："侬都看了啥乱七八糟的东西呀？急性心肌梗死的时候必须尽快疏通血管，侬爸爸的血管如果不撑支架，说不定当场就全部塞牢了。动脉斑块可是会破掉的，破裂的血管内膜才容易挂脏东西呢！"

火女士讪讪地答应道："哦哦，好的，阿拉不是不懂吗，心里厢急呀！"

英丽安慰她说："能理解，能理解。不过网上的信息良莠不齐，你还是要相信医生！"

"嗯嗯。"火女士点头道，"孙医生，我还有最后一个问题，我爸爸不是有个室壁瘤吗？网上说，室壁瘤可以动手术切掉的，到底是不是真的？"

"不用。"二娘瞟了她一眼，"我公公就有室壁瘤，他都没切，你还想切？"

室壁瘤形成是一些冠心病病人心肌梗死后的并发症。心肌细胞与身体其他部位的细胞不太一样，很难再生。所以，一旦因为缺血发生梗死，病变的心肌如果抢救不及时，细胞坏死之后只会变成没有弹性的疤痕组织。疤痕无法收缩和舒张，引发心脏泵血功能减退。

心脏的大小跟本人握起的拳头差不多大，形态像一个尖朝左下的桃子。给心脏本身供应血液的左右冠状动脉，是从蒂那个地方发出来的。最下面的心尖处于血管的远端，这个地方的心肌更容易遭受到缺血的打击。

如果心尖部梗死严重，心肌结了疤丧失了活动能力，同时受到其他节段心肌收缩后血液的挤压，结疤的心尖就会变薄、膨胀，心尖部不复尖锐，而是形成一个膨大的囊腔，从而形成室壁瘤。

二娘作为一名心内科医生，自己的公公居然得了室壁瘤，对此她一言难尽。

二娘的公公婆婆平时在崇明跟老赵的弟弟住在一起。她公公虽然平时喜欢揽事，介绍了很多人来看病，但他对自己的高血压和糖尿病并不上心。二娘嫁给老赵之后，不止一次提出让公公来我们医院体检，但老赵的爸爸非说崇明也给老年人安排体检的。二娘就说："你们厂的体检每次就两三百块钱，能查出啥？"可老赵的爸爸自我感觉十分良好，觉得自己以前是部队转业军人，身体久经考验，不会出事，免费的体检就够了，不肯再让孩子为自己花钱。

结果，榛榛和 Happy 小升初的那年元旦，老赵的爸爸晚上喝了几杯黄酒，突然胸部剧烈疼痛，一直放射到背部、下颌和左边胳膊。老赵的弟弟赶紧给嫂子打电话，二娘立即让小叔子送老爷子去崇明中心医院。

一个小时后，崇明中心医院的检测报告出来了，老赵的爸爸心电图

ST 段明显抬高，血清肌钙蛋白显著上升，急性心肌梗死确定无疑，必须马上进行冠脉造影。

可是，老赵的爸爸坚决不肯在崇明中心医院做手术。他非让老赵的弟弟把他往中山医院送，还点名一定要找潘教授。

二娘从电话里得知公公的决定，顿时火了，冲着老赵大喊大叫："你家老头子，你自己去劝，急性心梗怎么等得起？！"一旦确诊急性心肌梗死，必须就近立刻疏通血管，最好在两个小时内进行治疗，超过六个小时，梗死部位的心肌基本上很难抢救回来。

老赵抓起电话就跟弟弟交代吩咐。但老赵的爸爸非常固执，到最后，老赵的弟弟只好把执拗的老爷子抬上 120 救护车。如果是平常呢，确实两三个小时肯定能抵达我院。可是那天非常不巧，晚上起雾了，随着夜色加深雾气越来越浓重，他们虽然赶上了最后一班轮渡，但路况非常糟糕，抵达上海外环车辆就开不动了。等终于来到我院急诊的时候，从起病算起差不多接近六个小时红线。

老赵的爸爸如愿以偿地请潘校长做了手术，但他那次手术历经返工，过程极其惊心动魄。虽然后来终于控制，但坏死的心肌细胞无法再生，他冠状动脉左前降支堵塞引起左室心尖部明显缺血，虽然血管放了支架后来还算畅通，但过了两个月复查，心尖部长出了一个不大不小的室壁瘤。

室壁瘤不是肿瘤，而是对其形态的描述。

在临床上，心梗后无论是否形成室壁瘤，治疗方案都相差不多。如果室壁瘤范围很大，也有人会将其切除，但这种手术做得很少，因为创伤实在比较严重。现在，有不少研究致力于微创或者无创封闭室壁瘤，譬如有一项研究想制作一种类似雨伞的结构，将收起来的小雨伞放置到室壁瘤部位随后撑开，以期缩小室壁瘤的范围；还有一项研究认为可以在室壁瘤内注入特别的凝胶，凝胶逐渐固化后黏附、充填室壁瘤，也能够缩小室壁瘤的范围。但这些都还处于科研阶段。我们相信，随着科技的发展，今后一定会有更好的办法治疗室壁瘤，但就目前而言，对于室壁瘤还是以不变应万变更加妥当。

听到医生自己家里人的室壁瘤也没切，火女士立即信服了。但是她又冒出来另一个"最后的问题"："孙医生，那我爸爸接下去该怎么保养呢？吃东西需要注意什么吗？能锻炼吗？每天走路可以吗？那每天走多长时间呢？慢走和快走哪个更加合适？还有，一天吃一个鸡蛋行不行？是不是每天只能吃半个蛋黄？"

二娘说："你父亲的生活习惯挺好的，现在没啥特别注意的啦，该吃啥吃啥，天气好出去多走走！"

火女士终于结束问诊，我跟英丽会意地对着二娘笑了。

火女士最后问出的那一串问题，我们在每天的工作中都会碰到。

冠心病是一种慢性病，纠正不良生活方式确实很重要。具体表现在戒烟限酒、坚持锻炼、饮食有度、心情舒畅等方面。

对于相对年轻的冠心病病人，我们会多说几句，譬如一定要戒烟，但总有人跟医生讨价还价，说我从现在开始少抽，逐渐进展到不抽。对于这种病人就要继续进行健康宣教，因为"少抽"的概念实在太模糊了，说出"少抽"这种话的病人往往没有充分意识到疾病的严重性。实际上，研究业已证实，即便每天抽一根烟，也会明显增加心绞痛发作的频率。所以，我们现在对想敷衍医生今后香烟"少抽"的男病人，会直接扭头告诉他们的太太，"每个健康的男人背后都有一个凶悍的女人"，管不住老公抽烟，以后也别带他们来医院看病了！

那么，采取怎样的运动方式对健康最有益呢？新近医学权威杂志《柳叶刀》上刊发了一篇涉及 120 万人的研究，首先推荐挥拍运动，譬如网球、羽毛球等，其次是游泳，最后是有氧体操等。最能降低心血管疾病死亡风险的前三名还是这三种运动。

此外，很多人认为锻炼得越久越好，多多益善，其实这个想法是错误的。每次锻炼的最佳时长应该在 45~60 分钟，少于 45 分钟，效果减弱；多于 60 分钟，没有更多的益处，有的还会产生负效应。从频次来说，不用天天锻炼，一周 3~5 天、每天一次效果最好。

而对于上了年纪的人，我们则不会特别强调如何调整生活方式。老年人大多数不会暴饮暴食，抽烟喝酒的比例相对也比较小。对于老年冠心病病人，其实我们担心的不是他们吃得太多太油，反而是怕他们营养不良。

我见过确诊冠心病之后从此吃素的老太太，也遇到过一发现动脉有斑块从此只吃半饱的老先生。他们从各种宣传渠道对冠心病一知半解，最喜欢追问"一个星期究竟能吃几个蛋黄"诸如此类的问题，反而忽视对冠心病的正规药物治疗。

但实际上，疾病机制是非常复杂的。冠心病病人当中超过三分之一并没有高血脂，譬如二娘印象深刻的那个冠心病和尚，这也就意味着苛刻的饮食控制并不能完全决定病情走向，如果一味忌口，非但对治疗疾病没有帮助，反而会因为营养不良造成体力虚弱、精神欠佳。我有个老病人，装了支架之后一天只吃两餐，她以为自己经常头晕眼花是心脏病没治好，其实是长期挨饿导致了贫血！

对于这些人，二娘有一句经典名言：你们哪，吃饱了才有力气生病！

-26- 吃药、支架、血压计，魔鬼都在细节里

第三位，梁疏影。二娘告知她："自己做好家庭血压检测，每天多次测量，并做好记录，血压应该问题不大，接下去找彭医生随访吧。"

"可我女儿还是胸闷呀，不用再开药吗？"梁妈妈觉得怎么这么快就把她们母女俩打发了。

"不用担心，胸闷肯定能够改善的。"明香胸有成竹。

梁妈妈有些怀疑地看了看明香。她对女儿的情况肯定还被蒙在鼓里。

不知道是不是明香的疏导立即起效，梁疏影这次开口问了几个问题，她首先咨询二娘现在家里用的电子血压计可不可以，还是必须买个医院里面用的水银血压计？

二娘回答说电子血压计当然可以，不过，电子血压计分为臂式和腕式。腕式电子血压计小巧方便，外出旅行时容易携带。但"家庭自测血压"建议采用臂式血压计。对于已经罹患糖尿病、高脂血症和高血压等疾病的人

群，腕式血压计往往会低估血压。

对此，二娘深有体会。她让小叔子经常给公公在家里测量血压，老赵的弟弟没空，请弟媳妇代劳，然后弟媳妇网购了一个腕式电子血压计送给了老爷子，她也是出于好心，想着公公有时候要去市区在哥哥嫂子家里住几天，腕式血压计小巧玲珑，随身携带特别方便。结果差点儿闯出大祸。

二娘每隔一两个星期打电话关心公公的血压情况，老赵的爸爸每次都说血压非常正常，只是不晓得怎么搞的，每天下午头颈都会"掰牢（沪语：僵硬）"，是不是颈椎出问题了？二娘立即警觉地说："爸爸您确定血压不高吗？"老赵的爸爸说："肯定不高，我十分钟之前刚测的，才120/80！"

二娘说："不行，爸爸您还是去一趟崇明中心医院吧。"

老赵的爸爸嫌麻烦，说："我今天要跟你妈去超市买东西，明天再去。"

二娘坚持，说："马上去，别耽搁，您不会想再心肌梗死装支架吧？"

老赵的爸爸这才松口，说："我去我去。不过血压高了，跟血管里长斑块有啥关系呢？"

确实，很多人对高血压与冠心病之间的关联不太清楚。经研究证明，长期未经控制的高血压会直接导致动脉粥样硬化。我们知道，高层建筑在十楼左右会设置减压阀。否则，过高的水压会使水管爆裂。血管也不例外，异常增高的血压，会损害全身动脉的内皮细胞，破坏血管内膜的结构和功能。水管子漏了，管道工和看热闹的都来了。动脉血管内皮受损，炎症细胞啊、血小板啊蜂拥而至。它们有些帮忙维修，有些纯粹乘机作乱。最后的结果，非但不能把血管重新修理好，反而是在病变、龟裂的血管处形成动脉粥样硬化斑块。所以，血压高了必须将其降低到正常范围，没有任何讨价还价的余地。

老赵的爸爸不情不愿地去了崇明中心医院，在心内科门诊排队排了一个小时，怨声载道地跟老赵的妈妈说："蛮好不来看的，坐得我头晕脑涨！"结果医生一量血压，好家伙，170/110！

所以，高血压病人不但服药后要有监测意识，而且一定要选择合适的血压计。

敲黑板，划重点——不必非得是水银血压计，电子血压计完全可以，不过得选择上臂式的，而不是手腕式的；此外，血压计 1～2 年要拿到维修点进行校准，或者购置新的血压计。如果找不到血压计维修点，也舍不得换新的，我有些年纪大的病人非常聪明，他们会在看病的时候，把自己的血压计带去医院，医生用医院的水银血压计测量好了，他们马上用自己的血压计再测量一遍，两相比较，就能得知自己的血压计是否准确了。毕竟医院的水银血压计相对可靠，因为门诊部的护士老师至少一个月会校验一次。

梁疏影的妈妈也从包里掏出纸和笔，逐句记录二娘的关照。

二娘讲完血压计的注意事项，又对梁疏影说："高血压要吃药，还要经常测量，不过情绪也是很重要的。"

梁妈妈立即领会了二娘的话外之音："孙医生讲得对，这几位医生给你看了这么长时间的病，都不是外人。小蔡就算有错，那也是以前的事情，看在小孩的分儿上，非要离什么婚呢？"

我们都朝梁妈妈看了一眼。天下父母一个样，她尽管挑剔女婿配不上他们家，但人到中年的女儿最好还是不要离婚。可是，她哪里知道其中的曲折原委呢！

还是明香对着梁疏影意味深长地开了口："你可以考虑考虑妈妈的话。

人要朝前看，过去的事情就让它过去吧！生活还是要继续的。"

梁疏影对大家笑了笑，提出了另一个问题："刚才给我减了药，现在只吃倍他乐克了，那以后是不是连倍他乐克也不用吃了？可是别人不都说高血压的药吃上了就不能停吗？"

"别人不能停，但你有可能停。"二娘说道。

降压药一旦吃上是否不能停，这是所有高血压病人最为关注的焦点。从医生的角度来说，建议不要停服降压药，但也不是绝对的。

此话怎讲呢？

首先，很多原发性高血压病人停药之后血压就会飙升，无法通过非药物方式将其控制在正常范围之内。对于这些病人，只要每天服点小药丸，就能预防冠心病、脑卒中、肾功能不全，尽享精彩人生，那就得坚持治疗。为了自己的健康和生活，药，不能停！

但是，也有一些继发性高血压，譬如嗜铬细胞瘤引起的血压升高，做过手术去除导致高血压的病因之后，只要血压能够维持正常，那就完全没必要继续服药。

不过，对于较为年轻的初诊高血压病人，其实医生并不会马上建议服药，而是推荐先自身调整，具体包括早睡早起、保障睡眠时间和质量、控制饮食、低盐限油、少吃脂肪含量高的食物（如肥肉和油炸食品等）、加强锻炼、减轻体重等。

在这些条目中，最重要的是减轻体重和低盐饮食，二娘经常教训那些50岁不到就挺着个啤酒肚的男病人，让你吃药别问这问那，有本事减轻30斤，保你不用吃药！高血压病人如果真有恒心坚持锻炼减肥成功，只要停药血压不反弹，完全可以不再服药。从这个角度而言，降压药是可以停的。

对于梁疏影，我们现在明白她血压升高是心理障碍引起的，只要她遵从明香的医嘱，有效控制焦虑和抑郁，高血压也会不治而愈。所以，她停药的可能性是很大的。

梁疏影点点头，说："我没有问题了，我下个星期再来找彭医生。"

等她们母女俩离开诊室，一直埋头记录的陶星宇问明香："彭老师，您觉得梁疏影应该把她生病的情况告诉她妈吗？"

明香摇摇头："小陶，每个人都有秘密，有些说出来无济于事。人的眼睛长在前面，就是让我们不停往前看。"

我也十分赞同明香的观点。梅毒性心脏病虽然严重，但梁疏影目前的病情控制得还是不错的。虽然她还会为自己与卢伟的见面抱憾很久，但人的一生所经历的，旁人实在很难用对错进行形容。再说，她就是错了，也不应该就此沉沦，毕竟50岁不到，后面还有很多年的岁月。

医生当久了，最能体会世事无常。随着年龄增长，也越发能理解人力有所不能为。计划赶不上变化，总有一些意外和打击猝不及防。

就拿二娘说吧，她也不是自愿变成千年老主治的，女人除了工作，毕竟还要照顾家庭。这些年，她既要操心蓁蓁，还要管她自己的父母，老赵的爸爸更加麻烦，那次他不听劝告，不肯就近在崇明中心医院装支架，非冒着大雾赶来我们医院，二娘一开始气得不行，她站在急诊门口一边等救护车，一边指着老赵的鼻子发泄脾气。

但等老赵爸爸二进宫再次推进心脏介入中心，二娘拉着我，做恍然大悟状："天意，蕾蕾，都是天意啊！"

老赵爸爸的救护车一到，我们医院的急性心肌梗死绿色通道所有大门畅通无阻，不到半个小时，老赵爸爸就躺到了心脏介入中心的手术台上。

等候已久的潘校长严阵以待，呆霸王做手术历来干净利落，迅速给老赵的爸爸植入两枚支架。

二娘看到再次造影屏幕上显示血管全部重新畅通，总算松了一口气。她一晚没合眼，关照老赵和小叔子陪爸爸回病房，她去值班室眯一会儿，紧接着还要上一天门诊呢。

没想到，她到了值班房还未躺下，老赵的追命连环 call 紧跟而来。

老赵的爸爸做完手术，送他回病房的护工小马在我们医院工作十多年了，知道这是孙医生的公公，推床推得又快又稳。可是，就在等待电梯的时候，老赵忽然发觉老爸不对劲，刚才还对潘教授褒奖不已的老爷子怎么再次眉头紧皱，喘息不已，额头甚至渗出了汗珠？

他俯下身去："爸爸，你还不舒服吗？"

没等老赵的爸爸回答，小马忽然掉转推床，来不及跟老赵解释，径直将推床重新推回了心脏介入中心。速度那个快，老赵和弟弟撒开脚丫子跟在后面一路追赶。

他们一行四人返回的时候，潘校长刚摘下手套在喝水。他看到小马拉着推床去而复返，再一看老赵爸爸的神情，丢下水杯，立即对护士大喊："肾上腺素！"

小马的判断准确无误，老赵的爸爸再次心梗了！

事后我遇到小马，不禁夸奖他的水平有些地方的心内科主任也未必比得上。他很不好意思地挠挠头："程医生，我们还不是看得太多了嘛！"

在老百姓的眼里，冠心病发生心肌梗死，只要住进医院，先疏通堵塞的血管，然后植入支架予以支撑，就相当于上了保险，但事实并非如此。

在实际操作中，有些病人术后会迅速发生再狭窄。再狭窄的原因很多，不过像老赵爸爸那样的金属过敏，的确罕见。金属支架的成分是镍镉合金，应该说比较稳定,但对于金属过敏病人,如果抢救不及时,会引发致命事件。潘校长把老赵爸爸的病变血管用球囊扩张之后,植入了覆盖药物涂层的金属支架。但老赵的爸爸由于迅速发生过敏反应,在支架内形成了固体血块,把血管再次堵塞得严严实实。

幸亏护工小马经验丰富,幸亏潘校长饱览文献判断准确,立即给老赵的爸爸抽吸血栓,并对金属支架过敏调整了药物方案,这才将老赵的爸爸从鬼门关硬给拉了回来。

经此变故,二娘吓得请假陪护,老爷子经过连续折腾之后总算沉沉睡去。

站在病榻两旁,二娘问老赵:"你爸爸以前对金属过敏,你咋不说?"

老赵说:"我爸以前好像系皮带的时候,夏天皮带头勒到肚子上会发红瘙痒,但谁知道这就是金属过敏啊!你是医生,你难道看不出来?"

二娘横眉冷对:"我是医生我就应该知道一切?!你知道金属过敏多罕见吗?平均一百万人中才会发生一例。"

最常见的致敏金属是镍,很多合金制品譬如硬币、电镀物件、眼镜架、金属手表带、皮带扣、人造首饰、内衣扣等均含有镍,如果与皮肤直接相贴,就会出现红肿、瘙痒、淌黄水等接触性皮炎的表现。不幸的是,冠脉金属支架也含有镍。因此,对金属过敏的人,除了无法佩戴人造项链以及合金戒指,还要千万记得去医院的时候告知医生。所有住院病人的病历首页都会以醒目标志提醒其过敏史,不可大意。

经过老赵爸爸的这次事件,我们都吸取了教训。尤其是潘校长,他更加坚定了研发新型支架的决心。

一想到潘校长,我从白大衣口袋里掏出小纸条,在"二娘"那一条上重重画了一条线,待会儿结束了,得跟她好好谈谈做临床研究的事儿。

-27- 换了人工心脏瓣膜，为啥还有房颤

梁疏影的后面是袁虹。

对袁虹的解释最为困难，袁虹还是坚持要做人工生殖。她最后说道："你们讲了这么多，无外乎就是劝我不要怀孕，那我找代孕总可以吧？"

她不再说话，收拾好资料，一言不发地走出诊室。

我们面面相觑，只能看着她瘦弱的身影不满地离开。

英丽坐在我旁边，深深地叹了一口气。小陶也没有马上喊下一个病人，我们的心里都充满了无力感。我们的联合门诊也邀请了两位经验丰富的肿瘤科同事，今天正好与一个重要的乳腺癌峰会时间冲突，否则他们如果出席，或许能给袁虹提供更多的信息。但不管怎样，袁虹是三阴性乳腺癌，她剩下的时间不多了。在有限的生命里，她唯一的执念可能就是在这个人世间，留下一个属于自己的孩子。

我在后来很多次想起袁虹，她像一根针扎在心上，用尖锐的疼痛提醒

着我，即便发展到现今，医学也只能做到有时治愈、常常帮助、总是安慰。我后来也经常用袁虹告诫我的学生："医生只能尽力而为，但无法创造奇迹。所以，小陶你一定要改进对病人的服务态度，我们如果无法帮助病人打倒疾病，至少也要给他们带去温暖的鼓励，让他们体会到他们不是在孤军作战。面对疾病，针药固然重要，同时还要拨亮病人的信心，对此医生责无旁贷。"

第五个病人，蒋腾飞。

按照明香的意见，我们对他侄子的报告只字不提。经过嫂子的劝解，蒋腾飞完全接受了安装植入型心律转复除颤器。

我看着这个大小伙子实在于心不忍，告诉他，植入手术之后，他的心脏就有保障了，淋巴瘤的化疗效果也是很好的，绝大部分淋巴瘤病人都可以长期存活，"你完全可以结婚生子"。

蒋腾飞的眼睛里燃起了一小簇希望的火苗，不过瞬间即逝："如果早点知道就好了，我哥也不会……"

他说得没错，但是，有太多的事情是不能"如果"的。

接下来是吴红妹。

英丽妈妈的方案最为明确，妇科手术之前先停服华法林，替代以低分子肝素皮下注射。不过，鉴于英丽妈妈术后主动脉瓣的压差每次都有所升高，我们建议她子宫切除之后，复查心脏超声的时间间隔缩短一些。

人工心脏瓣膜无论生物瓣还是金属瓣，在结构和功能上都无法与自体瓣膜相提并论。每个在心外科手术台上亲眼目睹正常的心脏瓣膜的人，都会不由自主地惊叹造物主的神奇。以二尖瓣为例，小小的二尖瓣前叶和后叶加在一起总面积只有 4 ~ 6 平方厘米，就这么一个关口，每天无数次通过全身的血液，两片瓣膜薄如牛皮纸，却比任何金箔都坚韧。在人短暂的一生中，这两片瓣膜要持续搏动 25 亿～30 亿次，直至生命熄灭依然打得开、关得拢，试问世间哪位能工巧匠能有如此精湛的技巧?!

人工心脏瓣膜虽然比不上自体瓣膜，但对于严重瓣膜病病人，还是能够解决大问题的。还是那句话，医生无法整旧如新，但手术过后，至少能保证病人超过及格线，应付日常生活和工作基本没问题。

但是，修理过的东西肯定要多加小心。对于置换人工心脏瓣膜者，一般建议每年至少复查心脏超声一次，置换了人工金属瓣膜者，尤其要注意监测华法林的药效，即便国际标准化比值（INR）一直稳定在 2～3，最好每个季度也去化验一下凝血功能。

对于置换了人工心脏瓣膜的病人，我们最怕的是瓣周漏和感染性心内膜炎。除此之外，还有少数病人，无论怎样根据医嘱吃药随访，人工瓣膜依然会发生毁损。

人工瓣膜毁损的原因中，最令我们束手无策的是血管翳形成。血管翳与病人自体免疫相关，即便每天坚持服用华法林，依然会在人工瓣膜上下增生出多余纤维化的结缔组织，随着时间延长，逐步粘住瓣膜的缝隙，最后导致人工瓣膜压差增大，瓣膜启闭幅度变小，最后严重狭窄，不得不再次进行瓣膜手术。

英丽妈妈的人工金属主动脉瓣压差每年复查都有所增加，我仔仔细细地观察了她的瓣膜结构，虽然没有看到明显的血管翳，但不敢掉以轻心。她马上要做妇科手术了，华法林还要停服几天，谨慎一些总归没错。

二娘唰唰唰写完了病历，英丽妈妈看了看二娘，又看了看英丽。

英丽说："妈，你不是要问房颤吗，你问孙医生呀。"

原来，英丽妈妈做完手术，自我感觉是不错的，但是，术后还有心房颤动。她不止一次问女儿，花了十万块钱修了心脏，怎么胸口还是乱跳？英丽回答她说，修的地方不管房颤，她怎么也理解不了。

很多心脏瓣膜病人开刀以前心房扩大、心功能减退，伴发了心房颤动。心房颤动，简称房颤，是最为常见的持续性心律失常。病人自觉心跳加快，伴有乏力及疲劳感。在外科手术过程中，一般在置换瓣膜的同时，对房颤予以治疗。但不少病人疗效欠佳。

"医生开刀的时候不是说也治了房颤，怎么一点都没好呢？"英丽妈妈想不通。

确实，心脏瓣膜病的房颤很难控制。打个比方，心脏这幢小房子的门窗年久失修，房屋承受风吹雨淋，结构破坏，势必墙皮崩塌，埋在墙壁里面的电线也会受潮损坏。虽然装修队将坏掉的门窗卸除换上新的，风雨不再进入室内，但原先受潮的电线毕竟无法完全恢复。尤其对于房屋严重变形者，更是如此。英丽妈妈由于病情拖得时间比较长，开刀时左心房显著增大，所以，虽然在换二尖瓣和主动脉瓣的同时针对心房颤动做了迷宫手术，但效果甚微。

因此，心脏外科手术病人必须以平常心待之，退一步海阔天空，学会抓大放小，只要瓣膜本身的问题解决了，实在没有办法的事情就让它去！

果然医者不自医，英丽在家里跟老妈解释了好多遍，英丽妈妈还是心存疑问，二娘一番解释下来，她马上就想通了。

我们又顺便把汤英强最近的检测资料看了一下，他现在还算稳定。看好病，母子俩开开心心地走了。

轮到最后一个病人了。老刘的病人再度迟到，就快轮到他的时候，他忽然要上厕所。

等候的时候，二娘时不时看一眼英丽，然后再煞有介事地看看我。这家伙今天怎么了？究竟有什么事，如此古怪？

老刘的健谈病人终于来了，他没啥复杂的，处理措施跟英丽妈妈一样，也是开刀前停服华法林，手术期间皮下注射低分子肝素进行桥接。术后观察没有出血征象，就可以恢复服用华法林。

但这位老先生既然坐下了岂肯五分钟就离开，他慢条斯理地从袋子里拿出一沓药品说明书，每张说明书上都用两种颜色的笔画出重点，其中最关注的是单硝酸异山梨醇酯会引发头痛。

"说明书还真没错，我吃了这个药就头痛，有的医生说头痛就不要吃，但是也有医生说哪怕头痛也要坚持吃，我究竟是吃还是不吃呢？"

硝酸酯类药物是治疗冠心病、心肌梗死、心绞痛和心肌缺血的常用药物，服用之后能够扩张血管，降低心脏的负荷，尤其是扩张冠状小动脉的作用使得心肌缺血区血流重新分布，从而缓解心绞痛。但药物进入人体后，除了作用于心脏，脑部血管也会相应扩张，有少部分人脑部充血会引发头痛，如果疼痛轻微，一般建议病人继续服药，过几天适应了头也不痛了。对于剧烈头痛者，建议从小剂量开始服用，然后根据具体反应逐渐增加药量，直至能够耐受硝酸酯类药物。但也有人服药后头痛欲裂，哪怕最小的剂量也承受不了，那也只能作罢。

英丽的解释十分到位，老刘的病人和他女儿都非常满意。

第一次肿瘤心脏病学联合门诊，就这样全部结束了，我看了看手机，才十一点半，开张大吉！

-28- 阿司匹林已经走下神坛？

　　我们都在收拾东西了，老刘的病人想了想，又问了一个问题。他说，这几天住在病房，一直看微信，看了好几条链接，都说国际上有一项很大的研究，说阿司匹林对冠心病没用，阿司匹林已经走下神坛，那像他这样冠心病搭过桥的病人，是不是以后不用常吃阿司匹林了？

　　怎么会有这种事？二娘探头去看老刘病人的手机，标题相当唬人——《震惊全球！走下神坛的阿司匹林：一个长达四十年的错误！》。我们快速浏览了一下内容，嘻，又是一条用了移花接木障眼法的所谓科普文章，这种"标题党"非常容易吸引老年人的注意力，可惜，内容并不正确。

　　新近的研究表明，没得冠心病等病的健康人群，纯粹出于保健服用阿司匹林，并不能从中获益，反而会增加消化道不适。

　　但是，对于确定存在心肌缺血的人群，无论是稳定性冠心病还是心肌梗死病人，只要存在斑块破裂和形成血栓的风险，就应该口服阿司匹林。冠心病病人长期服用小剂量阿司匹林，可以显著降低心肌梗死、脑卒中以及心源性死亡的发生。

"老爸，一直跟你讲，不要相信微信上那些乱七八糟的东西，有疑问就问医生！"病人的女儿再次向我们道谢。

大功告成，我们让明香和小陶早点去吃饭。明香坚持了一个上午得让她中午尽快休息。小陶忙完了临床，还要去实验中心着手做小鼠动物实验的准备工作。剩下二娘、英丽和我留下来梳理今天的病例。

我们打算把每次的病人做个表格备案，不但方便总结，时间长了还可以写临床分析论文。二娘很积极，她说："不错不错真不错，第一次开诊就有七个病人，一个月就有二十八个，用不了一年就能写论文了！"

我随口问英丽："小蓓的补课老师找着合适的了吗？"二娘在一旁插嘴："好好的换什么老师？前面那个你不是说经验很丰富的吗？"

英丽哼了一声，说："我不是气不过吗！再说了，老师的水平是一回事，师德更加重要，别成绩弄上去了，小蓓跟着他学歪了！"

二娘听英丽这么说，问她究竟是怎么回事。

原来，英丽上个学期给小蓓高价聘请了一位数学上门补课老师。这次寒假，老师说不能放松，隔天上课。英丽心想这个老师可能想多赚钱，我们是初二又不是初三，别的补课老师寒假里还是一周补习一次。不过呢，给小蓓加强一下训练也无妨。

可是，有两次她进到房间给老师续水，一次老师在打瞌睡，还有一次她站在门口，老师居然在问小蓓："你们家房子这么大，你爸爸挣很多钱吧？"英丽心里就有点不满意，不过小蓓说老师讲得还可以，确实最近几次测验小蓓的成绩有所提高，英丽也就算了。

可是，三周前，也就是这个学期开学后两周，老师忽然给英丽发了一条微信，说"小蓓妈妈，我现在的补课费从 600 元一次调整到 1000 元一次，收到信息请回复确认"。

英丽一边说一边还很气愤，二娘听了也不高兴了："这不是明摆着的嘛，老师想讹你们呗。"

教育模式变成"站在椅子上看电影"之后，催生了无数相关产业链。自从 Happy 进入初三，我几乎每天都能接到各种补习机构的电话，他们不但知道 Happy 的学名，知道我是她的妈妈，居然还知道我的手机号码！可见这一行业已经成熟到什么地步了。

Happy 现在上初三，基本上假期都在补课中度过。凭良心说，大部分补课老师都是用心尽力的。但林子大了什么鸟都有，不可能每位补课老师都尽善尽美。但像这个老师如此明目张胆，我们还真是头回听说。所有人心知肚明，补课老师基本都是寒暑假快结束的时候跟家长确定下一个学期的日程，开学之后好点儿的老师的档期统统全部排满。学期当中找老师，不太容易。

"他是故意的。"我对英丽说。这个老师整个寒假都不提涨价，专门等到开学后两周，就等着要挟你。

"所以我把他炒了。"英丽的理由很充分：第一，涨价不是不可以，但得符合市场规律，一下子几乎翻倍，抢钱啊；第二，他明摆着掐准了这个时间点，品行不好。虽然丁阿毛劝她，凡是能用钱解决的问题，就不要放在心上，还说这种事不要让小蓓知道，但英丽不肯。英丽甚至跟小蓓专门谈了这件事，她觉得孩子这么大了，应该让她知道这个世界不但有光明，也存在黑暗，继而引申到人可以穷，可以放下身段去谋生，但不能动歪脑筋。

英丽说的道理没错，可是，确实这个时间点很难再找有经验的补课老师，我四处帮英丽打听，也没找到合适的。

二娘劝英丽要不算了，再跟老师谈谈价格？英丽扑哧笑出来："又不是菜市场，谈啥价格？不过，这个老师后来还真的又发信息问过我，我其实挺犹豫的，但最后还是删了。"她说，"这种老师，无论谈判后维持原价还是涨价，心里都会有个疙瘩。孩子学习知识固然重要，但教育的核心还是要教会孩子如何做人，如果没有基本的行为准则，考试成绩再好又有什么用！"

"就是就是！"我附和道，"那这几个星期谁辅导功课呀？"

"丁阿毛呗。"英丽近墨者黑，被二娘带坏了，开口闭口也是丁阿毛。

"阿毛果然是个好同志！"我竖起了大拇指，心里暗暗想：这件事得记在小纸条上，晚上跟老刘念叨念叨，人家丁阿毛那么能赚钱，回家还辅导女儿功课。你呢？一提到陪读就头晕！前几年国家放开二胎政策，大家伙儿都纷纷议论。那天下班，老刘难得准时回家，正趴在餐桌上做 Happy 的几何题。我兴冲冲地说："今天大家都在讨论二胎的事呢。你怎么想？"老刘把笔一扔："再生一个？这种几何题到时候再做一遍？算了！你要生你自己生！"同样是男人，咋就差别这么大呢！

以前，我们三个中年妇女聚在一起，无外乎就操心娃的成绩以及吐槽老公这两件事。平心而论，二娘是我们当中最符合贤妻良母标准的，无论娘家、婆家还是自己家里的事，她事事操心，谁让她家老赵是个人到中年依然不谙世事的 IT 男呢。老赵除了上班倒腾计算机，就是下班跟在蓁蓁屁股后面充当女儿奴，家里家外一概不管。二娘时常咬牙切齿地说，如果不是老赵拖后腿，家里所有事情压在她一个人身上，她也不至于十几年职称晋升不上去。千错万错，都是老赵的错！

我每次都安慰二娘，老刘还不是跟老赵如出一辙。难得休息天让他买个菜，给他白纸黑字写在小纸条上都不行，比如，今天去菜市场买几个番茄，大的两个，如果番茄小的话就买三个，够烧番茄蛋汤就行了。他一定眉头紧皱："什么叫大？什么叫小？什么叫能烧一锅汤？"那次我忍不住抱怨，英丽笑道："你就说跟肾脏差不多大不就行了！"我还没接茬呢，二娘说："老刘肯定会接着问，究竟是什么身高体重的人的肾脏！"让我绝倒的是，老刘确实是这么问的，还说不同体表面积的人肾脏大小差别可大了！

丁阿毛虽然比老赵和老刘都赚得多，但男人的处事方式都是一个师父教出来的。他们跟公公婆婆一起住，平时家务没啥负担。但有一年春节，小蓓的爷爷奶奶出国旅游，钟点工阿姨也回家过年了，英丽搓好衣服塞进洗衣机，倒好洗衣液和柔顺剂，一看带小蓓去电影院跟我们聚会看贺岁动画片来不及了，就让丁阿毛"把洗衣机打开"。结果，等她娘儿俩看完电影回到家，丁阿毛把滚筒洗衣机的门 90 度敞开。"难道洗衣机需要透风吗?！"英丽对这件事的吐槽一直成为笑柄。

但最近两三年，好像丁阿毛不再闹出糗事了，每次我跟二娘倾吐苦水的时候，英丽却一副秀恩爱的姿态，说丁阿毛不但主动带小蓓做功课，而且英丽过生日以及过节都主动献花献礼物。我们觉得很纳闷，丁阿毛难道修炼成仙了？那为啥老赵和老刘依然如故呢？

"阿拉英丽手腕高，蕾蕾，我们都得学几招！"二娘拉着我开玩笑，忽然又用一种奇怪的眼神看了看我，又看了看英丽。

我试探地盯着二娘。

二娘仿佛好不容易才下定决心，她深吸一口气，转向英丽："你上个星期六晚上去过打浦桥吗？"

英丽不假思索地回答："对呀，你怎么知道的？"

"那我没看错。"二娘仿佛很震惊，"英丽，你为啥那天晚上在铂尔曼酒店？我看到你跟小李飞刀一起进去了。"

啥状况？

我也惊呆了，英丽大晚上的跟初恋小李飞刀去了宾馆？就算丁阿毛现在确实一毛不毛，可结婚都这么多年了，再说，小蓓个子都比妈妈高了，英丽别好端端的日子不过，弄出什么乱子来！

二娘这么一说，英丽放下手中的资料："对呀，我是跟他去了铂尔曼。"

-29- 只要三步，即刻终止室上速

　　二娘是独生子女，她每个周六都去打浦桥她妈家吃顿饭。她爸妈住在瞿溪路老公房的底楼，原本采光就欠佳，她爸妈还把朝南巴掌大的天井搭了个棚子，房间就更暗了。再加上房子里堆满了各种各样的东西，以前带着蓁蓁和老赵一起过来吃饭，三个人坐下来之后都不能随便走动，每个角落都挤得满满当当的。

　　二娘讲过多少次，让她爸妈把破烂都扔了，每次都碰壁。喜欢整洁的二娘尝试了很多办法，比如跟她妈一起打开衣橱，扯着衣服一件一件问，这件衣服最近一次是什么时候穿的？"蕾蕾，你能想象吗？我妈用均价十万块的户内面积，放她十年没穿过一次的羽绒服！"二娘跟我发牢骚，"我跟你打赌，她一橱的衣服加在一起不超过两百块！"

　　二娘一直想让她爸妈把他们手里的两套小面积老公房卖了，重新买一套亮堂的电梯房，上下出行都方便。他们家在江南造船厂新村还有一套一室一厅的老公房，但她老妈连听都不肯听，说江南造船厂那套房子里存放着很多东西，不能卖也不能租。

"你知道我妈在那套房子里放了什么好东西吗？"

我摇头。

"三件我外婆留下来的号称红木的破太师椅，两个带镜子的大衣橱。"二娘说得眼球上翻，"我上次去交物业费，顺便看了一下，我妈居然把每次到饭店吃饭带回的打包盒统统洗干净了，也堆在那里，说我们以后周六吃饭的时候带菜，总归用得上！"她说着说着忍无可忍，"我跟她说，侬晓得这套房子租金多少吗？侬不出租，放这些打包盒？"

我安慰她："你讲再多没用的，老人思维固化了，你妈快八十了吧？"

"是的。"二娘的妈妈十几岁去苏北插队落户，返城之后才结婚生的二娘。二娘的妈妈回上海后在江南造船厂职工食堂工作，我们上大学的时候，没少蹭过她的手艺。

二娘妈妈家在瞿溪路的房子我去过，确实年代久远，各方面设施都陈旧了。再加上二娘的妈妈还有阵发性室上速，年纪大了最近几年发作得比以前频繁，我随口建议说，给老人换个电梯房吧。结果二娘打开了话匣子，收都收不住。

自从蓁蓁去了美国，二娘觉得她妈妈老得更快了。最近两个月，她妈阵发性室上速连着发作了三次。老早就让她做手术，她坚决不肯，现在越发固执。

阵发性室上速，是阵发性室上性心动过速的简称。心脏像幢小房子，供电自成系统，有发电机有电线。在常规的发电机和电路之外，还存在很多备用发电机和备用线路。有些备用发电机和备用线路非常喜欢表现自己，时不时跃跃欲试。它们一旦抢班夺权，就会干扰常规的发电机和电路，引起心跳加快、胸闷心悸、呼吸困难，甚至胸痛晕厥。在这一类病变中，阵发性室上速是较为常见的一种。

如果阵发性室上速发作频繁，症状明显，药物控制效果欠佳，则建议做射频消融手术。这是一种微创手术，通过心导管将肇事的备用电线熔断，成功率很高。

因为老妈最近连续发作了三次，最长的一次持续了 8 个小时，但又死活不肯手术。二娘这个周六去吃饭的时候，专门教了她老妈一个新方法，是在上个月科里中午业务学习的时候学到的，终止发作比较有效，实施起来也很简单。

具体方法就三个步骤，道具是一个十毫升的注射器。当阵发性室上速病人心跳加快发作时，不要慌张：第一步，让病人坐着或者半卧；第二步，让病人对着注射器用力吹气 15 秒钟（就是医院常用的十毫升针筒，嘴对着接针头的那一端）；第三步，赶紧让病人仰卧，同时抬高双腿，与床成 45 ~ 90 度夹角，维持 45 秒钟。这三部曲无论何时何地都能进行，做完立即就是见证奇迹的时刻！不打针不吃药，超过一半的阵发性室上速能立即终止发作！

上次发作的时候，二娘再次劝说她妈做射频消融手术。她妈还是不肯，说："都这么大岁数了，不弄了不弄了，这么多年都心跳快也没啥，别像你公公那样，做个手术差点把命丢掉了。"二娘气不打一处来，说："你跟他完全不是一码事好不好？你要是不做手术，下次发病别去我们医院了，同事多奇怪呀，我自己老娘一趟一趟发作也不给弄好，丢不丢我的脸?！"

二娘气头上的话虽这么说，老娘还是要管的。

吃晚饭前，二娘把这个办法演示了三遍给她妈看，吃完晚饭还是不放心，又在纸上写了下来。

老娘虽然无比固执不可理喻，但做饭始终保持一流水准，二娘吃得太撑了，沿着瞿溪路弯到打浦路，一路走回家。

她一边走，一边想着跟我一起开联合门诊的事。我说的进军新领域能写论文的事儿，还真让她动心了，她这些年科研方面确实荒芜了。现在说小不小，说老也不能算老，如果这两年再不折腾，这辈子就绝对没机会翻身了。

不过，年近半百的妇女想重起炉灶，每天下班不回家一头钻进实验室养细胞杀老鼠毕竟不现实，虽然现在两边老的都还稳定，但老公还是要管的。想当年，老赵是多么意气风发的一位 IT 男啊，蓁蓁出生的时候，老赵的工资是自己的五六倍。但三十年河东三十年河西，现在自己虽然职称没升上去，到底也是中山医院经验丰富的临床医生，而老赵这位 IT 男已经彻底丧失了往日的光彩，搞计算机的 40 岁之后基本上就等于退休了，再加上女儿早早离开身边，二娘能理解老赵的作。

看样子只能做临床研究，二娘一边走一边琢磨。就好比刚才教给老妈的终止阵发性室上速三部曲，简单易行，但能真正帮助病人解决问题。这么简单的临床病例总结，论文发表在世界最顶级的学术期刊《柳叶刀》上！

二娘又想起另外一个近两年在世界心血管领域引起轰动的研究。大家都知道高血压非常普遍，在我国，高血压病人接近三亿人口，其中，只有五分之一得到了有效治疗。其余人要么根本不知道自己血压高，要么就是吃药没吃到位。高血压控制欠佳在世界范围内都是难题。

而美国有一家医疗中心，别出心裁地在理发店明显提高了高血压的控制率。

因为高血压是慢性病，需要坚持治疗，而这个世界上最难的就是"坚持"二字。很多高血压病人不是不知道自己血压偏高，也不是不知道吃了降压药还要定期找医生看，如果血压不理想还得调整药物。但是，一趟一趟看病多烦呀！今天下雨生怕着凉，明天刮风不宜出行，拖着拖着就把看医生的事儿拖黄了。在美国，很多黑人高血压病人不愿定期去医院复诊，一些医务人员就另辟蹊径，将临床药师派驻到社区理发店。那些患高血压的黑人兄弟嫌去医院烦，但他们的天然鬈发一个月必须得上理发店报到一次。就这么着，临床药师蹲点理发店"守株待兔"，只要来了，就要先量血压再剪头发。血压不理想的一边理发一边调药，这边"咔咔咔"，那边药师笔头"唰唰唰"，看上去没有任何技术含量，但这么一监督管理，整个社区的高血压控制率噌噌噌往上走。

所以说，要控制高血压，不能光靠医生，就好比学生学习，老师教得好当然不错，但学生如果不能坚持每天巩固，再好的老师也没用。还有一点需要注意的是，一般认为高血压病人上面的收缩压不要超过 140 毫米汞柱，下面的舒张压不要超过 90 毫米汞柱，但实际上根据最新的高血压指南，成年人完全正常的血压建议控制在 130/80 毫米汞柱以内。还是拿学生打比方，没有家长会满足于自己的小孩考到 60 分，所以，控制高血压也不能卡着 140/90 毫米汞柱这个及格线，而是要留有余地。

好几个最近几年在心血管领域引发重大反响的，其实看上去并不是很复杂的但是确实能解决问题的临床研究，轮番在二娘的脑海里掀起头脑风暴。二娘越想越兴奋：肿瘤心脏病学刚刚起步，大家都在摸索，我们复旦中山规模大、病人多，会集了来自全国各地前来求医的恶性肿瘤病人，好好做的话，还真能发现新东西！阿拉不搞高精尖，就在临床上找能帮助肿瘤病人早期发现心脏病的小线索！

她不知不觉加快步伐，一会儿就快走到徐家汇路了。走了三个街口，二娘觉得没有刚才那么撑了，她决定在路边找一辆共享单车，快点骑回家，趁热打铁，查查文献。正好前面是铂尔曼酒店，酒店门口人来人往，应该能找到共享单车。

二娘疾步如飞，快走到酒店的时候，远远看到了汤英丽。

这么巧！二娘刚想招手喊英丽，忽然发现不对。英丽正在跟旁边的一个男人说说笑笑，样子挺亲近。这个男人比英丽高一个头，肯定不是丁阿毛。二娘停下脚步定睛一看，震惊得手里提着的她妈给她带的一摞打包菜盒掉在地上。

我的老天爷，这不是小李飞刀吗？他俩在干吗？二娘眼睁睁地看着这两人一边专心地说话一边推开旋转门，走进了铂尔曼酒店。

这会儿，听见英丽亲口承认，二娘倒吸一口凉气："英丽，你可要想想清楚啊！"

以前英丽跟李学长好的时候，我跟二娘是举双手赞同的。这两人站在一起郎才女貌，般配得不得了。虽然那时候还不知道李学长日后会演练成小李飞刀，但人的灵气是遮掩不住的。谁不喜欢一个又好看又聪明的男生呢？

所以，当丁阿毛刚开始对英丽展开攻势的时候，我跟二娘都力挺李学长。虽然后来多年事实证明阿毛是个好同志，但我们始终觉得英丽心里应该对李学长抱有亏欠。

但是！心有亏欠归心有亏欠，你也不能大晚上的跟旧情人去宾馆吧？

汤英丽啊汤英丽，你难道聪明一世糊涂一时？

　　我呆呆地看着她俩，这辈子还从来没有遇到过这样的场面，实在不知道如何开口。有一次偶然听老刘说，小李飞刀现在不比往昔，好像在科室有些受排挤，手术也不如从前了。难道小李飞刀工作上不如意，回过头去找初恋寻求慰藉？这可不行，女人不能在这种事情上栽跟头，刚才梁疏影和蒋腾飞的嫂子还摆在那儿呢！

-30- 唯一不变的就是"变化"

英丽瞥了一眼二娘，往椅子上一靠，舒服地跷起二郎腿："我就是想清楚了，正要跟你俩说呢！"

然后她又瞥了我一眼："蕾蕾，门诊部跟你谈过设置肿瘤心脏病学多学科联合网上问诊 APP 的事了吧？你考虑得怎么样？"

这都哪儿跟哪儿呀？跨越幅度未免太大了吧？

既然英丽光明磊落，我跟二娘坐了下来，听英丽从头说起。

英丽上周六的晚上不但见了小李飞刀，而且还跟小李飞刀在铂尔曼酒店的日月光广场共进晚餐。吃好之后双双步入铂尔曼，为的是去见刚刚出差回来的丁阿毛，以及丁阿毛的合伙人。

原来，给我们这个网上 APP 提供技术支持的公司，丁阿毛也是投资人之一！

我艳羡地看着英丽："阿毛真是太敏锐了，他这一步绝对没错！"

　　站在现在往回看，我们这半辈子中每隔十年都潜伏着一个巨大的机会。在我们毕业的二十多年中，只要在正确的时机买房置业、购买股票、投资理财，都会获得丰厚的回报，但大部分人都后知后觉，觉得成功的那些人运气特别好。但实际上，天上从来不会无缘无故倾倒好运气，所谓幸运儿，他们无一不聪明肯干、坚持学习、多方开拓，如此这般，才能修炼出敏锐的嗅觉。

　　医药是朝阳行业。尤其在我国，随着经济发展，医药行业势必衍生出很多商机。而随着互联网医学的不断发展和完善，网上问诊的势头绝对不容忽视。昨天晚上，老刘啥都不干尽捅饬他那个智能语音信箱，我虽然嘴上骂他，其实心里颇有感悟。

　　这个小巧玲珑的音箱，能够准确识别人类语音，能点歌、能查天气预报、能选择新闻，还能中英文切换。最令我触动的是，它的售价只有几百元。

　　计算机技术正在改变世界，我们身处的环境每天都在发生天翻地覆的变化。在这种形势下，老刘是对的，千万不能以为我们是上海大医院的专家就对互联网医学止步不前。我们也要紧跟而上，否则，淘汰就在眼前。

　　《双城记》开篇写道：那是最好的时代，也是最坏的时代；那是智慧的时代，也是愚蠢的时代；那是信仰的时期，也是破灭的时期；那是光明的季节，也是黑暗的季节；那是希望之春，也是绝望之冬。我们面前应有尽有，我们面前一无所有。我们正走向天堂，我们都正走向另一方向。

　　将近两百年前的英国正处于工业革命时期，伴随着蒸汽机的轰鸣，整个社会发生了颠覆性的改变。而查尔斯·狄更斯那时候写下的感慨，同样适用于我们现在。没有什么是一成不变的，唯一隽永恒定的是"改变"本身。

　　所以，经过这几天的考虑，我决定接受门诊部的安排，我们就做复旦中山第一个试点，把肿瘤心脏学多学科门诊开到网上去！

对于医生，要对发展的步履心存敬畏。对于商家，更是如此。

但是，怎样把互联网医学做大、做好、做强，大家都在赶进度，狼烟四起，磨刀霍霍逐鹿中原。丁阿毛不是随随便便从国家经济腾飞中分到一杯羹的，他作为投资人，居然能在千千万万个项目中看中这一个，眼力不凡！

我对丁阿毛敬佩不已，英丽则哼了一声："他投资这个，还不是我告诉他的！"英丽最近几年主管医院药库，她重新学习了各种先进的数字化方法，在这个过程中，察觉到精准的远程会诊以及链接医院电子病历系统的网上问诊平台在不久的将来势必拥有远大前程。

"厉害！"二娘对英丽竖起了大拇指，然后使劲拍我，"蕾蕾，我也报名参加！"

我则依然狐疑："英丽，你真的带小李飞刀去见你老公了？他难道也想投资？"

"对呀对呀。"二娘忽然想起这茬，连连附和。

"他一个泌尿科的当然不懂投资，不过，他可以给投资牵线搭桥。"

啥？我心想，难道李学长外科医生做不下去改行了？

大概十年前，老刘对小李飞刀相当佩服。外科开会经常进行现场手术演示，老刘还把小李飞刀的手术过程专门录下来，下班回家我又要带Happy又要做饭洗碗的时候，他一屁股坐在椅子上，盯着屏幕看得目不转睛。但最近五六年，他很少提到小李飞刀了。李学长才50岁不到，正是外科医生最辉煌的黄金岁月，却没什么人找他开刀了。打败他的不是其他同事，而是他自己。

李学长经过奋斗，成为上海华山医院泌尿外科第一把刀，他最擅长泌尿系统恶性肿瘤手术，方向跟老刘一样。

泌尿系统各种恶性肿瘤，比如肾癌、膀胱癌、输尿管癌等，对手术技巧要求都很高，因为这个部位的解剖结构交叉重叠，肾脏本身血供丰富，后方搏动着腹主动脉，前方分布着肾动静脉、输尿管，女性还有输卵管。技术不过硬，非但肿瘤切不干净，反而会损坏这些重要的结构。所以，我每次外出会诊都是对方医院定好时间约好病人，而老刘的会诊则神出鬼没，根本无法事先安排，他经常去"台上会诊"。所谓"台上会诊"，就是病人在手术台上无法收场了，血止不住了，或者把女病人的输卵管给切断了，这时候恨不得会诊医生从天而降。有一回，我到下班的时候才跟老刘确认他回家吃饭，等我做好一大锅排骨炖藕刚端上桌，他打电话给我："我在楼下——不过马上得掉头走了，有人把两根输尿管都切断了！"

李学长到现在依然能够把肿瘤切得很干净，但是，他这些年只做开放手术，错过了腹腔镜这班车。开放手术，就是传统的打开腹腔做手术，而近年来各种操作微创化，据老刘说，现在他90%以上的手术都用腹腔镜。微创手术的优势是显而易见的，不但病人痛苦小、康复快，而且通过腹壁小孔深入腹腔的机械臂可多角度旋转，手术视野相较开放手术更加开阔。

"小李飞刀这只青蛙被温水煮死了。"老刘说。小李飞刀的名号给李学长带来了荣誉和数不清的病人。十多年前，当同事们开始学习如何操作腹腔镜的时候，他在做开放手术；当老刘他们不远千里去国内外观摩腹腔镜手术的时候，他在做开放手术；当大家一边摸索一边总结腹腔镜技巧的时候，他还在做开放手术。到最后，李学长忽然发现原来簇拥着他的病人都去看其他医生了，他才发现只有他还在做创伤远远大于腹腔镜的开放手术。

但等到李学长醒悟过来，已经来不及了。跟他同样年资以及比他年轻的医生，都已经熟练地掌握了几乎所有泌尿系统肿瘤的微创腹腔镜操作技巧。他落伍了，小李飞刀锈迹斑斑，很长时间愁云惨淡。

凡是大医院的一线科室，无不竞争激烈。尤其对于外科医生，缺少手术病人的簇拥就意味着边缘化。去年，华山医院响应市政府号召，全院遴选中青年骨干医生支援云南大理白族自治州，泌尿外科推选李学长前往。他从业多年，虽然近年来在腹腔镜手术方面较其他同事略逊一筹，但应对云南大理的临床要求还是绰绰有余的。李学长其实心存不甘，但组织的安排必须服从。

就这样，李学长落落寡欢地飞向彩云之南。在飞机上，他靠着舷窗看着脚下翻腾的云海，思绪万千，这一去两年，等回来的时候他就50岁了。虽然大理有很多病人等候着上海专家的高超技艺，但错过了这两年，他的腹腔镜手术跟其他同事相比肯定更加望尘莫及了。

这两年来，李学长的心里一直懊恼不已。自己怎么就被眼前暂时的成功蒙蔽了双眼呢？医学生涯，不但要对每一例病人反复斟酌如临深渊，对专业发展也要兢兢业业不断斟酌。现在到了这个地步，说到底还是怪自己。当然，不是说医生当不下去了，但是对于李学长这种凡事力争上游的性格，他没办法跟自己过得去。

但是，无论内心能否跟自己过得去，日子总得过下去。大理的医院热烈欢迎了李学长的到来，主管医疗的副院长和泌尿外科主任亲自给李学长介绍医院概况。李学长跟着大家移动脚步，这家医院的规模当然不能跟他们复旦大学附属华山医院相提并论，却也整洁规范，每天病人的门诊量也不小。

最后，李学长被带到了手术室参观。

在那里，原本旅途劳顿、心情不畅的李学长忽然眼睛一亮。他们也有腹腔镜！而且是最先进的设备！

泌尿外科主任看到李学长目不转睛地盯着腹腔镜，有些难为情地搓了搓手："李主任，我们这台机器都买了两个月了，但是不会用，现在病人多暂时也没办法派人外出学习，现在您来了可就太好了，您先熟悉熟悉，然后再带我们！"

李学长欣喜若狂，他的腹腔镜手术虽然跟华山医院的同事们相比不是强项，但应付一般手术还是绰绰有余。而且，随着医疗设备技术的发展，现在的学习也跟以前不一样。从前，外科医生都是师父带徒弟，师父开刀，学生拉钩，一边拉一边观摩学习；但现在的微创操作，大多都是通过视频资料和观摩手术录像学习。那一瞬间，李学长爱上了大理。原本疲惫不堪的身躯瞬间充满了活力——有这么好的设备，还有这么多病人——李学长这种有悟性的外科医生，就像一颗饱满的种子，只要给他阳光和水分，立即就能萌芽爆发！

他放下行囊，当晚就浏览网页下载资料，一周不到，就在这家医院开了第一台腹腔镜肾囊肿摘除术。自治州电视台闻讯给他做了专访，宣传之后，李学长觉得自己重新回到了十年前，每天有看不完的病人，做不完的手术，但人却不觉得累。周末，他偶然去洱海边骑车走走，傍晚时分凉风习习，洱海在夕阳下泛着金色粼光，彩云之南的天空广阔无垠，他觉得自己迎来了人生的第二春。

忙碌的工作让时间变得奇快无比。一年之后，李学长已经重新拾回了专业上的自信。他不敢松懈，每天的日程都排得非常满。与此同时，他还在这家医院带了两名年轻骨干。李学长不但在这里收获了很多很多病人的感激之情，而且也赢得了医院同事发自内心的尊敬和爱戴。他刚来大理飞机落地时的沮丧与失落已经成为过去式，他发现自己爱上了这片土地，他希望以后自己回上海了还能与这里的同事继续联系。

"他居然有本事在网上找到了丁阿毛。"英丽说。

李学长和丁阿毛相见恨晚，按照他们的初步设想，不但要给云南大理的病人开设网上求医问诊业务，而且，他们想同时建立点对点的医生在线培训系统。

医学一直在发展。以前，发展中国家和欠发达国家的医生总是落后于发达国家，一方面，是因为设备条件有限；另一方面，资讯信息的短缺也阻碍了医学继续教育的脚步。但现在，这一切势必发生改观，网络已经深入到社会的每个角落，彩云之南的大理，也可以同步学习最先进的技术！

不过，要把这个令人振奋的想法付诸实施，少不了设备和技术的支持。李学长向所在医院阐述了他的想法，医院领导和自治州政府高度重视。我们总是说要把支援边疆从"输血"变成他们自己"造血"，但如何"造血"？不能光靠北上广年复一年派驻医生，如果能够将网络授课系统化、规范化、专业化，源源不断的网络"输血"势必促使他们当地能够自己"造血"！

"英丽，这么说，是你老公和你老情人他们自己认识的？"二娘心里的一块大石头落地，八卦天性呼之欲出，"丁阿毛知道小李飞刀以前跟你好过吗？"

"切！"英丽对二娘不屑一顾，"丁阿毛知道他老婆又漂亮又能干，娶了这个老婆超级旺夫，还不够吗？"

"那你跟李学长会不会旧情复燃？"二娘嬉皮笑脸地越说越不像话。

"这个很难说。"英丽煞有介事地点点头，"他还有大半年就回来了，我这个暑假得抓紧时间去一下大理！"

"啊？真的假的？"我跟二娘异口同声。

-31- 女儿是下半辈子的闺密

原来，英丽请李学长帮忙在大理找了一所希望中学，让小蓓跟那个学校一个跟她差不多年纪的女孩子结了对子。英丽给那个家庭困难的小姑娘提供学费，暑假里再带小蓓去那个学校跟那个女孩子见面，顺便捐助一些文具和衣服。

李学长说，大理城区各方面的条件跟东南沿海相差不大，但山区很多家庭非常穷困，有些女孩子甚至没办法念到初中毕业。像英丽和小蓓捐助的这个小姑娘，爸爸常年在广州打工，妈妈生病没有劳动力，这个小姑娘一边上学，一边还要给妈妈和比她小四岁的弟弟做饭，就这样还当上了班长，特别爱学习。但是，由于家里经济条件太差，已经有两次差点辍学了。

英丽一边跟我们介绍，一边给我们看手机里那座希望中学的老师发来的照片，照片里的女孩子念初二，应该跟小蓓和 Happy 差不多年纪，梳了一条马尾辫，红扑扑的脸蛋上一双漆黑倔强的大眼睛闪闪发光。

我对英丽说："你去看看还有没有合适的孩子，我也认领一个。"

"我也要。"二娘唯恐落后。

"已经没啦!"英丽说,"他们学校是经过筛选的,只推荐成绩优异、家庭困难的小孩儿。"

我说:"成绩差一点难道就不能认领吗?"

"不能,"英丽摇摇头说,"人家老师超级认真的。我上一批认领的时候,阿毛说这些小孩真可怜,一个一年才资助两千块,我们多认领几个好了。结果人家老师说,不能这样,只能给真正有困难的家庭提供帮助。"

"哦哦。那以后有了名额,记得提醒我俩呀。"二娘说,"我们也要做好人好事的。"

"我其实不是做好事,而是为了自己,为了小蓓。"英丽正色道,"我最近一直在反省对孩子的教育。"

英丽全家对小蓓视若珍宝,从小到大有求必应,再加上丁阿毛不差钱,把孩子的脾气给宠坏了。小的时候跟大人斗斗嘴,全家都没觉得有啥,顶撞了奶奶,奶奶还笑得合不拢嘴,觉得"我孙女小蓓真聪明"。等上了初中,英丽越来越觉得不对劲。

尤其那次手机事件之后,英丽觉得必须有所改变。小蓓、蓁蓁和Happy 上的是同一所初中,那次手机事件闹得动静太大,以至于我早就听Happy 讲过了。

事情的经过是这样的:学校建议学生尽量少用手机。Happy 因为家离学校比较远,要乘坐校车,为了方便联系,所以我给她买了手机,反正老师说进入校门手机关机,Happy 每天放学回家手机放在厨房里,每天用手机的时间比较有限。

而小蓓因为家离学校很近,所以,英丽不给小蓓带手机,让她把手机放在客厅的电话机旁边，小蓓也照做了。结果，有一天，小蓓的班主任打电话给英丽说："你女儿上课违反规定玩手机，不但自己不认真听讲，还放出声音影响周围同学。她的手机已经被没收了，请你晚上放学来接孩子时拿回手机！"

英丽一头雾水，说："老师您弄错了吧？我早上去上班之前还打过电话，我女儿的手机就在电话机旁边。"

她这么一说，原本就很生气的班主任老师更加不悦了，说："既然不相信，那你这个当妈的就亲自来看吧！"

英丽只好提前下班，哼哧哼哧赶到学校，小蓓果然把手机带到了学校！

跟老师赔完不是之后，脸色铁青的英丽押着小蓓回家，咦，电话旁边还有一部手机！

不明就里的英丽伸手拿起电话旁边的手机，点了一下，屏幕亮了，不过她即刻发现有啥不对，电话旁边的手机分量比较轻。

那天晚上，英丽全家开审判会，英丽唱红脸，丁阿毛唱白脸，总算搞清楚了是怎么回事。原来小蓓痴迷玩手机，既然老妈不让带手机，那就上演金蝉脱壳之计。她网购了一部假手机放在家里迷惑老妈。

听小蓓讲完，英丽狐疑地看着那部假手机："你怎么知道网上有跟这个一模一样的假手机？"

小蓓点开一个链接，哇噻，原来还真有不良商家专门做学生的生意，各种型号的假手机一应俱全，诱惑孩子买了欺骗父母！被气得发晕的英丽再点开小蓓的真手机，迎面而来的就是游戏界面！

英丽那晚彻夜睡不着，网络发达，鱼龙混杂，如果孩子不能正确分辨是非，以后还会惹出大麻烦！再说，这都初二的孩子了，二娘家的蓁蓁因为数学不行只能远渡重洋，小蓓的理科也够呛，她想尽一切办法请老师补课效果都不明显，现在她总算想通了，孩子的心思如果不在学习上，再怎么补课都没用！

痛定思痛，英丽决定亡羊补牢，先跟小蓓谈心。

谁知道小蓓嘴巴犟得要死，说买假手机的又不止她一个，老师干吗非惩罚她？母女俩一通大吵，最后小蓓的嗓门儿比英丽还高，说："你自己是不是更年期了，凭啥骂我？"

"我总算明白了！"英丽摇头叹气，"我们家对小蓓太宠了，孩子的路子走错了。"

意识到问题的症结之后，英丽重起炉灶，不断观察、引导小蓓，她甚至制定了计划表，要不惜一切代价把女儿拉到正确的道路上去。

"我以前总觉得自己的童年很糟糕，没吃也没穿，但现在，我反而觉得那样的童年是我的财富。"英丽这样总结道。正是因为小时候困难的环境，才磨砺出英丽坚韧的性格。

"我要让小蓓去云南看看，没有对比就没有说服力。"

"你带小蓓回你老家不就得了。"二娘觉得带孩子去大理山区有点大动干戈。

"姐姐，我们老家现在哪还有希望中学？要去，就去最艰苦的地方！"

原来英丽说的捐助希望中学是为了自己，是这么回事。我深表赞同，赶紧翻看日期，如果时间上能安排的话，暑假我也要带 Happy 一起去。

"哎，蓁蓁最近怎样？"英丽讲完小蓓，随口问道，"也快放暑假了。"

"蓁蓁这次放假晚点回来，她想参加学校组织的夏令营。她说英语还不是很能跟得上，想参加夏令营再加强加强。"二娘说。

"哦，"我说，"翅膀硬了，飞出去这么快就不想家了。"

"对呀。她还让我和老赵别总想她，让我们也找点事情做做。前面我随口说起开这个新门诊的事情，没想到她一个劲让我参加，还说，"讲到这里，二娘看了英丽和我一眼，"还说'老妈你也要好好学习，你看人家英丽阿姨和蕾蕾阿姨都是教授了，就你不是，你有没有觉得没面子啊'？"

"这个小孩，还真能说！"

"不过，她讲得还蛮有道理的。她说'你不是怪外婆死脑筋，啥东西都不肯扔，以后你也要做外婆的，不能拒绝改变哦'！"二娘笑了笑，"生个女儿，就好比给自己的下半辈子培养了一个闺密——我也想明白了，上海现在人均寿命八十多岁，我还有好几十年呢，是得好好做点事情。哎，英丽，你刚才说有啥事情找老赵？"

"哦哦，看我这记性，中年妇女果然衰退了，"英丽拍了拍自己的额头，"是这样的，阿毛说最近在线医疗业务接了好几个大单，公司那边要扩大规模，急需有经验的 IT 工程师，不知道老赵是否愿意屈就呀？"

"没问题！我今晚回去就跟他说。"

二娘说，老赵在现在的公司都做了五年了，正琢磨着要换工作，但因为年纪大了，怕挪窝之后反而找不到更好的，"正好让他发挥余热，省得总在家里作"！

二娘说得我跟英丽直乐："我们老赵英姿勃发，怎么变成余热了？！"

没想到看完门诊随便聊个天，能聊出这么多事情来，对英丽，我们也是服了。

我回想起当年念书的时候，英丽有一回问二娘："你们上海人把'贵'念成'ju'，这个东西'ju'那个东西'ju'，那为啥贵都大饭店你们不念'judu'而念'guidu'呢？"笑得所有同学人仰马翻。

　　过了二十多年，那个从皖南小镇走出来的姑娘，不但成为造诣深厚的药剂师，而且不管做什么都一套一套的，令人刮目相看。

　　"英丽，小李飞刀宝刀不老，你去了可得把持住！"这个孙二娘，每次正经不会超过五分钟，"如果实在把持不住，想想阿毛同志是金库！"

　　"哈哈，你怎么不担心小李飞刀把持不住？"

　　"对对对，都是小李飞刀和丁阿毛对你把持不住！"

　　"那当然，我没男人照样过，丁阿毛没我可不行。"收拾完最后一沓资料，英丽双手一摊，"我昨天还跟小蓓说，女人一定要好好读书，这样你才不会依赖男人，反而你会成为男人的必需品！"

　　二娘跟我对视了一眼，英丽还真行，都跟小蓓谈到这个了！

　　我顺手看了一下手机，哎呀，都十二点多了，得赶紧跟二娘说一下奚瑶的事。我正准备开口呢，诊室门被推开了，一个人探进脑袋。

　　这不是蒋腾飞的嫂子吗？她怎么还在这里？

　　蒋腾飞的嫂子 30 岁上下，眉目标致，普通话带着软软糯糯的苏州腔，态度非常客气。她说想再跟孙医生请教蒋腾飞装自动复律除颤器的事。"不会有危险吧？"

　　二娘说这是一项比较成熟的技术，一般都挺成功的。

　　蒋腾飞的嫂子答应了一声，还是没有离去的意思。二娘别看平时跟我们嬉笑怒骂，其实她对病人非常有耐心。她又跟蒋腾飞的嫂子解释了好几分钟，蒋腾飞的嫂子总算把除颤器给弄明白了，有点难为情地说："孙医生，非常感谢你！我也是实在不放心……"

　　她舔了舔嘴唇，踌躇了一两分钟，说道："我以前有个……同学……我以前有个男同学，他也是不知道什么原因会晕倒，后来他……女朋友的妈妈坚决不同意他们结婚，这个男同学是不是也能来你们医院检查基因？"

二娘说："那是得检查，不过是不是要检查基因就不好说了，毕竟能导致晕倒的原因太多了，脑血管、神经系统、中毒等也会引发晕倒，不一定是心脏的问题。"

蒋腾飞的嫂子连忙打断二娘："不不，就是心脏的问题，他心脏肥大，医生说是遗传的！"

"哦，那可能是肥厚型心肌病。这种毛病其实很多的，如果造成心脏梗阻的话，就有可能晕倒。"

确实如此，肥厚型心肌病是一种遗传性疾病。病人心脏这幢小房子的墙壁异常增厚，如果增厚的墙壁妨碍了房门打开，就有可能在劳累、疲倦、情绪激动的时候引起心脏无法正常射出血液，大脑缺血、缺氧了就会引起晕厥。

"可以来我们医院检查清楚，就算是梗阻性的，也能做手术。"

"那是不是会遗传给小孩？"蒋腾飞的嫂子问题还真多。

"有可能。"二娘回答道，"这个倒真的可以做基因检测。"

"好的，麻烦了，耽误你们吃饭了。"蒋腾飞的嫂子感激不尽。

等她离开，英丽忽然说道："二娘，她刚才说的男同学，会不会……"

我接上去："是她儿子的生父？因为原来的男友有肥厚型心肌病，她妈妈棒打鸳鸯，所以她才嫁给蒋腾飞的哥哥的？"

"二位教授果然脑洞很大。"二娘瞪大了眼睛。

英丽幽幽地说道："谁还没个过去呢，还有那个梁疏影。"

"对的。这人啊，也跟看病一样，一层一层的，扒开表象，都是故事。"没想到二娘还挺会总结的。

二娘话音刚落，又有人进来了。一看到她，我们都乐了。

-32- 科研精髓在于"创新"

大约三年前，我的手机连续收到几条相同的信息，有个叫"小披风"的人想加我为微信好友，让我通过。

我一笑置之。现在乱七八糟的微商太多了。再说，这个"小披风"也不留个言，我知道你是谁呀，做事这么不靠谱！

可是，小披风锲而不舍，每天数次申请我的微信好友。过了好几天，我不厌其烦，只好通过，想着聊上两句，如果不对路就把这个人拉黑。

没想到，这个小披风既不推销商品也没说其他废话，开门见山："程老师，我总算跟您联系上了！我想去中山医院拜访您！"

我回了一句："找我干吗呢？"

"您不是一直在做肿瘤心脏病学研究吗？"

"肿瘤心脏病学？这是个啥玩意儿？"

她回答说："您每天都在做的就是啊。"

我将信将疑，就说："可以见个面，不过我很忙，最多十分钟。"

我每天中午利用休息时间梳理科研工作，有时候跟陶星宇一起去动物实验室看看我们的比格犬，有时候总结数据，有时候跟学生一起随访病人。

那天，到了跟小披风约好的时间，我却因为在动物房耽搁了一点时间迟到了。

作为大学附属医院的医生，我们不能只关注看病，而要医教研全面开花，科研是我们工作中最重要的环节之一。医学科学飞速发展，作为国内最顶级的医院之一，如果连我们都不注重开拓创新，那就只能永远跟在发达国家屁股后面，等待人家丢下淘汰的技术。真正的好医生，不但会动口动手，而且擅长用心用脑。

不过，坦白说，医生做科研还有另外一个重要原因，那就是如果没课题、没论文，就没办法晋升。

可是，做科研太难了，除了临床工作忙忙碌碌没有空闲时间，最关键的是缺乏思路。

每个人都要找寻自己的研究方向，如果眉毛胡子一把抓，是不可能有真知灼见的。十多年前，我一直琢磨，我该研究什么呢？

冠心病？不行不行，冠状动脉粥样硬化是香饽饽，心内科的男生谁不是每天挤在心导管室里跃跃欲试。再说了，冠脉人才济济，连潘校长也只能位居中列，他才不会带我去心导管室呢！

高血压？不行不行，我们上海市心血管病研究所中心实验室的邹云增教授和孙爱军研究员，已经将高血压的机制研究做到了世界水平，我的主业是心血管影像，就别凑热闹了。

结构性心脏病？别闹了，我院先天性心脏病封堵手术量全国名列前茅，周达新教授早已在这片江湖扬名立万，从术前筛查到术后随访，体系早已成熟，还研究啥？

心律失常，算了吧，朱文青教授、宿燕岗教授的专家门诊好多年来一直一号难求。再说射频消融手术和起搏器安装术也是体力活，我这小身板儿，就算给我机会，套上沉重的铅衣两个小时就得趴下。

如今人到中年，我也算是过来人。对于科学研究来说，很多年轻医生其实没有抓住精髓。科研从来不追求大而全，而是要紧扣三个字：创新性。也就是说，要做别人没做过的研究，对目前还没有拍板定论的东西进行钻研。

那怎样才知道啥是别人没做过的呢？

查文献！

只有广阅文献，对某个领域的发展动态了然于胸，才知道什么是成熟的，而什么还处于摸索阶段。

经过反复文献检索，我对几篇论文产生了浓厚的兴趣，这些文章介绍的是如何运用心脏超声新技术检测淋巴瘤病人的心功能改变。原来化疗药物会损伤心脏！有些长期存活的淋巴瘤病人时间长了会出现心力衰竭！我立即产生了一种直觉：这是一个好方向！

心血管疾病是威胁我国居民生命健康的头号杀手，每年国家为此投入相当可观的医疗费用。而且，从 2004 年至今，我国心血管疾病的年均增长速度远高于 GDP 增速，给国民经济造成了极其沉重的负担。与此同时，在我们国家每分钟有 7.5 个人被诊断为癌症。心血管疾病和恶性肿瘤的诊治水平，不仅关系到病人及其家庭的命运，而且直接影响到国计民生。

但很多人甚至医务人员对心血管疾病和恶性肿瘤之间一直勾勾搭搭毫不知情。这是一片崭新的处女地，无论世界各国，都对肿瘤治疗引发的心脏毒性如何早期诊断没有摸到门路，更别提有效控制了。那对于科研来说，就更有戏了！没有定论才需要研究嘛，大家已经达成一致意见的还探索啥？

既然还没多少人引起重视，那我就来关注关注。反正我是无名小卒，能搞出点儿名堂最好，到头来竹篮打水一场空也认了。十多年前，我抱着这样的心态开始摸着石头过河。

一开始做实验非常辛苦，没有经费，没有时间，只能请老同学二娘帮忙，一起找合适的病人，然后利用午休时间给病人做心脏超声检查、采集超声图像。

我每次都给病人免费发检查报告，目的就是希望他们愿意一次一次来找我，这样我才能采集到这些病人不同时间的心脏资料。临床研究病例随访不是一锤子买卖，而是要观察他们的心脏随着时间推移发生怎样的改变。

这么一来，跟滚雪球一样，病人越来越多，我中午的时间也越来越紧张。从一开始看完病人赶紧跑步去食堂，逐渐变成采集图像后吃点冰冷的盒饭，最后连去食堂打盒饭的时间都没有了，随便啃两块点心瞎糊弄过去。

但是，只要付出就会有回报。因为这是一个全新的交叉领域，我的研究论文得以顺利发表，前后申请到了两项国家自然科学基金资助，职称晋升也相对比较顺利。

我三步并作两步，走进跟小披风约定的会议室。只见一个年轻的姑娘，身材瘦削，长得还不错，对我笑得点头哈腰。

这个就是小披风？看她打扮得还挺新潮的，大概是医药公司的销售代表。

我先入为主："你好呀，我不接待医药代表的。"

小披风愣了一下："医药代表？不是不是，您是程老师吧？我是来跟您谈肿瘤心脏病学的！"

原来，在我埋头寻找科研思路的时候，还有一些未曾谋面的同行也在孜孜不倦地努力。随着肿瘤合并心脏病的病人在临床上日益多见，国内外得到的关注也越来越多。涓涓细流，汇集成河，这个毫不起眼的研究方向，在短短数年内形成了一门新型交叉学科。在我们国家，于 2016 年 6 月，大连医科大学率先举办了第一届中国肿瘤心脏病学专家研讨会，确立了"肿瘤心脏病学"的学科命名、定位和研究领域。

而小披风作为学科推动人，还在不断努力壮大学科队伍，她经过调研和查询，发现我近年来做了一些这方面的研究，所以忙不迭地想方设法见到我。原来如此！

我弄清楚了状况也挺兴奋，原来我不是一个人在战斗，这个学科原来已经有了颇具规模的组织！哎呀，这简直就是爬雪山、过草地，终于陕北会师了嘛！

结果，那次跟小披风会面的时间，从十分钟延长到整整两个小时，依然意犹未尽。小披风这姑娘拥有一种特别的热情，我被她鼓动得热血澎湃。

不过我早就过了依靠理想风餐露宿的年纪了，中年阿姨都是比较现实的嘛。跟小披风打过几次交道之后，我心里越来越有疑问：我们医生做科研是本职工作，同时也是为了自己能够晋升职称，小披风一趟一趟跑来跟我洽谈，还免费提供各种学术资料，她既不卖器械也不卖药，那靠啥赚钱吃饭呢？

-33- 理想还是要有的，万一实现了呢

有一次，我实在忍不住直截了当地问了小披风这个问题。

过了很久我们非常熟稔之后，她挽着我的胳膊吐露真言："您那次都把我弄蒙了。除了您，从来没有人问过我这个问题。"

小披风在大学念的是药学，但后来觉得自己不是在医院上班的料，转而去英国读 MBA（工商管理硕士）。在英国快毕业的时候，她跟一位来自香港的同学一起创业。小披风的香港同学在去英国读 MBA 之前已经工作多年，说起来是合作，其实是小披风跟着她同学干活。

两人想做医学培训平台。一开始设想得挺好，找一个比较有前途的医学专业，帮助建设学科。等到学术影响力逐渐扩大，一定会有很多医务人员需要继续学习，那么她们的培训平台就紧跟而上，只要有一部分培训是收费项目，创业也就成功了。

三年前，她俩的项目正式启动，经过比较国内外的各种数据，她们认

为肿瘤心脏病学很有潜力。首先，这个交叉学科涉及的病人人数众多；其次，无论恶性肿瘤还是心血管疾病的发病率在国内都处于上升态势；最后，大家对这个亚学科认识不多，很多医务人员也知之甚少，所以大有可为。

可是，理论跟实践之间，永远存在距离。小披风她们一开始以翔实的数据资料争取到了第一笔创投，开始实施计划。小披风还没把人家发动起来，自己却先陷了进去。她发自内心地认为这个交叉学科前途无限，能够帮助很多很多可怜的病人，小披风为此倾注了所有热情。她声音清脆、语速很快，当她讲起怎样在学术会议上发传单的时候，我忍不住感慨万千。

小披风没有任何实际从医经历，这么一个小白怎样从无到有，建设学科呢？

她先从学术会议入手。

连续三年，年轻貌美的小披风不谈恋爱，专心做事。每当召开大型学术会议的时候，她能弄到参会证最好，弄不到也想方设法溜进会场。为了达到目的，跟人套过近乎、攀过交情、赔过笑脸，"不过从来没卖过身"。她蹿进会场之后，逢人便发肿瘤心脏病学的宣传单。此外一个大招，就是努力挤到知名心血管专家面前，也不管人家乐意不乐意，叽叽叽地来一通肿瘤心脏病学宣教演讲。

国内著名的心血管病和肿瘤学会议，比如北京的长城国际心血管病会议、广州的南方国际心血管病会议、我们上海的东方心脏病学会议，以及中国临床肿瘤会议、中国肿瘤大会，只要开会，小披风指哪儿打哪儿。

参加的会议多了，小披风长了心眼儿，所有参会者都会佩戴胸牌，胸牌的吊绳颜色不一样，大红色的才是顶级专家！小披风随即改进了工作方式，每次专门挑脖子上套着红色吊绳的专家发。几年下来，她发放了数以万计的宣传单和宣传手册，腆着脸给很多很多大牌教授硬塞她自己的联系方式，最终回复她的只有寥寥数位。

就是那为数不多的几位专家，真正行动起来，要在这个领域有所作为。因为小披风，这些原本单打独斗的医生，一步一步建立了属于自己的学术架构，在临床和科研上也逐渐精诚合作。

神奇不神奇？意外不意外？一个全新的交叉医学领域的建设，居然源自一个貌不起眼的年轻女孩！

不过，中国肿瘤心脏病学磕磕绊绊一直努力往前走，小披风的创业却始终在原地踏步。

小披风跟她同学获得的第一笔创投基金用完了，但肿瘤心脏病学依然非常幼稚，连牙牙学语都算不上，还待在褟褓里头使着吃奶的劲儿努力萌芽。小披风的香港同学经过审视，认为这件事情最近数年都很难得到经济上的回报，当即壮士断腕，全线撤退，另作他想了。

那小披风怎么办？按照小披风这几年的阅历，如果循规蹈矩地去某家医药公司求职，希望还是很大的。可是，用小披风自己的话来说，肿瘤心脏病学的火焰一直在她心中熊熊燃烧，她再三考虑也无法割舍。她决定再给自己宽限两年时间，继续进行学科推动！

感动不感动？奇怪不奇怪？一个年轻的姑娘，自掏腰包风尘仆仆地到处奔波，纯粹就是为了推动一个全新的交叉医学领域的建设！

我们这些了解内情的人，都非常钦佩、照顾和支持小披风。我曾跟小披风开玩笑说：“如果这个学科发展顺利，你就是中国的肿瘤心脏病学教母！”

小披风听了毫无喜色，反而垂头丧气：“程老师，我快撑不下去了。我的银行卡快底朝天了……”

但她依然是个乐天派，凑巴凑巴看看手头的钱暂时还够，又跑去英国参加世界肿瘤心脏病学大会了。开会期间不停给我实况转播："程老师，您瞧瞧，这个学科正在壮大！我们的前途一片光明！"

世界肿瘤心脏病学大会胜利闭幕，小披风奖励自己去看维多利亚的秘密时尚秀以资庆祝。"哎呀，程老师！维密超模真不是盖的，太好看了！别说男人，连我看了都流鼻血！"

小披风捂着鼻子在维密秀场看得目不暇接、津津有味、全神贯注，然后……然后没赶上回上海的飞机……

她一不做二不休，索性在伦敦又逗留玩耍了一个星期："会休息的人才会工作嘛！"

自从跟小披风接上头，她就不停给我打鸡血："程老师，我们必须继续干！再复杂的病人我们也要看！我们要去世界最高水平的会议上发言！还有，程老师，你们这么有名的医院，不开设肿瘤心脏病学联合门诊怎么行？复旦中山不带头，那谁带头啊?！"

我虽然经常被小披风撺掇得心潮澎湃，但我可是一名成熟的中年妇女，做动物实验、搞临床随访，这些只要能够吃苦耐劳，我带着陶星宇他们加班加点，就能做得到。可是牵头开设一个新门诊，而且还是多学科联合门诊，这可得好好掂量掂量。

我这一掂量就是一年多。在过去的一年里，小披风隔三岔五发给我她的特制中国地图。全国各地，只要有与肿瘤心脏病学相关的动静，她就在那个地址上画一颗红心。确实，中国大地上的红心越来越多，颇有"星星之火可以燎原"之势。

然后，小披风再度亲自登门："程老师，我发现有些医院心内科开设肿瘤心脏病学专科门诊效果不是很理想。光靠心脏科医生，还是不能解决问题。肿瘤心脏病学，必须多学科合作，就指望复旦中山做表率了！"

这，才有了今天。

确实如此，我们复旦中山的肿瘤心脏病学多学科门诊联合了心内科、心脏超声诊断科、肿瘤内科、普外科、放射科、放疗科、核医学科、药剂科、心理医学科等多个兄弟科室，大家齐心协力，从不同角度通力合作。

对于合并出现心脏不适的肿瘤病人，我们首先采用国际最先进的心脏超声三维斑点追踪显像评估心脏功能，同时结合血清超敏肌钙蛋白等心肌损伤指标以及其他影像学证据，对病人的心肌损伤是否与肿瘤治疗相关进行筛查。

紧接着，我们由经验丰富的临床药师对病人的所有用药逐一分析，这些病人的用药又多又杂。但在临床药师的眼里，青菜是时蔬，牛肉是荤菜，番茄既能炒鸡蛋，生吃也不坏，分门别类地从药理学、药物代谢学、药物毒理学逐一分析，给心血管科小伙伴提供最有价值的参考依据。

除此之外，对于不同的肿瘤诊疗过程，放射科、核医学科以及病人对应的临床医生还会分别展开讨论。

最后，将所有医生的意见汇聚在一起，总结成对病人最有利的诊疗方案。

这是真正将病人当作一个人来看病的模式，而不是将一个人的身体状况拆分成不同的疾病。

我们终于开设新门诊，小披风发自内心激动得不行。这不，她一进来就说："程老师，我今天回去要在地图上画一颗超大的红心！"

在这个世界上，每个人的目的都有所不同。总有一些人，他们无论何时何地，都会保持清澈透明的心灵。即便眼前的生活蝇营狗苟，也会微笑着奔赴自己的诗和远方。

让我们一起记住小披风的名字吧，她叫王姗姗，就是这个年轻的姑娘，凭借一腔热情，创建了"中国肿瘤心脏病学网"！

-34- 甲之蜜糖，乙之砒霜

小披风坐了下来，开始埋怨我："程老师，你也不让我早点儿进来，我还想给你们拍张全家福呢！"

我说这个不着急，以后机会有的是。

小披风就说："那先给你们三个拍张照。"说着小披风站了起来，"咣当"，把椅子推翻倒地。她手忙脚乱地扶起椅子，乐呵呵地说，"程老师，我一早就来了！虽然等了很久，但是很有收获！"

原来，刚才我们出诊的时候，叶帅一直在门口等候妈妈。小披风一开始以为他是病人家属，聊了之后才发现叶帅不但是彭明香医生的儿子，而且还是一名医学生。两人在等候的过程中聊得热火朝天，小披风不但一如既往地给叶帅灌输了肿瘤心脏病学的概念，而且还跟叶帅探讨了今后学科发展的趋势。

叶帅说："我觉得这个挺重要的，毕竟得癌症和心脏病的人都很多，不过现在很多人都还没这个意识。小披风老师，您既然创建了中国肿瘤心脏病学网，就不能仅仅局限在学术圈子里，是不是还要大力进行科普推广，让更多的人了解恶性肿瘤治疗过程中存在各种潜在的心脏毒性，呼吁大家都来重视和早期筛查呢？"

小披风讲到这里，竖起了大拇指："不愧是医生的孩子，就是有见识！我已经跟他约好了，请他放假的时候来帮忙做科普宣传！"

我们连连点头，说："叶帅这孩子真是好样的，小披风你就带着他做事吧！实践出真知。医学这个行当，不伸出双手干活，光看书是不够的。"

二娘则羡慕地说："叶帅成绩好，脑子还活络，彭老师后继有人了。"

我则想到了另一点："如果肿瘤心脏病病人都树立了防范心血管疾病的意识，说不定你的健康教育和筛查流程也会变成新的业务呢。"

"哎，对呀！"小披风连连拍手，"这么一来，更加要拉着叶帅一起加油了。"

以前，明香没生病时，我们经常约了一起去食堂吃饭，一边吃一边拉家常。中年妇女谈得最多的肯定是小孩。蓁蓁、小蓓和 Happy 年纪差不多，叶帅比她们高三四级，是大哥哥。

蓁蓁和 Happy 刚上六年级的时候，叶帅已经初三了。有一天晚上吃饭的时候，Happy 对我说："妈妈，我们等校车的时候，总是有好几个大姐姐，给叶帅哥哥送巧克力。"

我暗自发笑，十五六岁的孩子情窦初开，高大英挺的叶帅成为女生的焦点，很正常。不过这些没办法跟刚上六年级的 Happy 解释。

我就故意问："那叶帅收了吗？"

Happy 点点头："他收了。"

"哦？"我接着问，"然后呢？"

Happy 老老实实地回答说："然后上了校车，我跟蓁蓁把他的巧克力吃掉了！"

那次在食堂，我先讲了这段校车小插曲，可把大家乐坏了。

不过，笑完之后明香还是发愁的。她说叶帅考高中她不担心，不过也得考虑叶帅的专业了。她希望叶帅子承母业，但老叶觉得做医生太辛苦，念书时间超长不说，工作了不是翻夜班就是做急诊。老叶嘴上严格得很，其实心里最疼儿子。

英丽说："别听老叶的，就考医学院。"

英丽的道理一套一套的。她说，叶帅最难得的是不仅功课好，而且情商高，是当好医生的料。而且，这些孩子跟我们以前不一样。我们以前首先要考虑生计，现在的孩子虽然生活条件都不成问题，但是他们有可能在未来面临比我们更大的挑战。时代在飞速发展，科学技术不断更新，人工智能的威力已经初露端倪，如果不用长远发展的眼光来看，只是为孩子选择目前的热门专业，很难保证再过几十年他们依然能够保住自己的饭碗。而医学，在理论之外，总有一部分是计算机无法替代的，当医生不会有错的。

一番话说得二娘首先点头称是，说："就看我家老赵，纯粹做 IT 技术，现在上了 40 岁真的碰到了天花板，是得找个能够一直可持续发展的专业。"

我们听到一向不正经的孙二娘嘴里吐出"可持续发展"这几个字都忍俊不禁，相视而笑。

最终，叶帅如几个阿姨所愿，被我们的母校录取。大家都很开心，但我们也感到了莫大的压力，叶帅这个哥哥带了好头，下面的三个妹妹可得加油！

想到这里，我的心头一紧。一早上担心的是新门诊开张是否顺利，现在初步搞定了，昨天韩妈训我的话重新在脑海里泛了出来。萦绕在心头的犹豫又来了："是啊，Happy 站在人生的关键隘口，我这个当妈的这么做，究竟对不对呢？"

昨晚九点钟，我给 Happy 切好水果，她拿着叉子狼吞虎咽的时候，我很不经意地说："中考只剩下两个月了，今天晚上写好作业就睡觉，不弹吉他了好不好？"

Happy 不愿意："我就弹半个小时，我关着门弹，不会吵到邻居的。"

我说："是不会吵到邻居，可是，下午韩妈打电话，说你这次月考成绩不太理想呢。"

对于青春期的小孩，老妈讲话得字斟句酌，引蛇出洞。

蛇果然出来了："我早就知道这次考得不好！"

"那你分析原因了吗？"

"哎哟，老妈，这次月考题目太难了。我觉得，如果连续开一个星期夜车，成绩应该会比现在的漂亮，但是下个星期不是全区第二次模拟考了吗？我觉得还是区里统一考试比较重要，没必要在月考上用完所有力气！"

我听了没弄明白："不都是考试吗？还不是一样准备？"

"那可不一样，我们学校的月考可难了，数理化最后两道大题都是竞赛题，但区里统考大部分是基础题，我可是有重点的！"

"那……好吧，反正月考也结束了，剩下来两个月吉他停一下？"当老妈的退而求其次。

"这个你不懂，我弹吉他就是休息，否则精神太紧张了！"

初三的孩子确实辛苦，连讲话带吃水果也就十分钟，吃完擦擦嘴巴又回房间写作业了。

她讲得好像有点道理，但是，毕竟中考倒计时了，把弹吉他的时间节省下来，每天半个小时复习巩固，或者多睡会儿也好呀。中考就是拼分数，每一分，都是学生的命根。

我下意识地掏出手机，迅速查看了一下"九2六月迎清风"，韩妈特有的粉红小纸条一早已经发布，Happy 名列表扬名单的最后一个。嘻，要是再往前面挤一点儿就好了！

刚才门诊一切顺利的舒畅心情渐渐低落，主要是老刘不好！他如果能像叶帅爸爸那样把孩子的功课拿下，而不是天天开刀不回家，我不就不至于这么烦恼了吗？心里一窝火，我那控制不住的咳嗽又来了。

二娘贴心地把我的中年保温杯递了过来，说："怎么搞的？这次咳嗽比以前任何一次时间都长。"

我忍不住开始抱怨老刘，要是我有个知冷知热关爱家庭的老公，也不至于积劳成疾！

小披风对我的话很不以为然："我觉得刘老师挺好的呀，上次我去拜访他，他教了我很多肾脏肿瘤的知识！"

我哼了一声。

二娘这次居然也没附和我："蕾蕾，我再跟你讲个新闻：潘校长一直搞的那个支架，他真的卖掉了，据说能赚不少钱。"

我喝了口水："他也跟你讲啦？我还想待会儿跟你说呢！"

原来，潘校长从我那边交代完火小弟之后，又跑来多功能诊室关心了一下二娘师妹。他把对我的谆谆教导又给二娘重复讲了一遍，总的宗旨就是我们不要放弃自己的想法，爱拼才会赢。

我止住咳嗽之后，再次表达了对潘校长的敬仰，英丽在一旁呵呵发笑。

我扭头看英丽。英丽说："你们的潘师哥当然好，不过在他老婆眼里，他也就跟你们的老赵、老刘一样，食之无味，弃之可惜！"

英丽跟潘校长家住一个小区，今天上班的时候，她在小区门口的地铁站正好遇到潘校长的太太。潘嫂子我们都认识，是一家跨国公司的财务总监，身材高挑、知书达理，任何时候讲话都温文尔雅，不像我们这些女医生，很少把自己当女人看。

没想到，今天早上潘嫂子大概是太气愤了，等车的时候一直跟英丽发牢骚，说这辈子瞎了眼才嫁给潘乃安，这个人搞事情永远搞不完！

英丽这才知晓潘校长的丰功伟业：他为了要设立危急重症救助基金，居然不顾潘嫂子的阻拦，硬是跟"那些狐朋狗友"参股开了火锅店。不但倒贴本钱，还总是让潘嫂子这么一位高级财务人士免费管理账目，到最后难以为继以亏本收场。

这还不算，他现在居然又要跟一个科技公司合作，要把他那个新支架给弄出产品，又要老婆给他免费打工。潘嫂子咬牙切齿："我就搞不懂，他为什么就不能像别人那样好好地当一个医生？不是今天折腾这个，就是明天折腾那个，尽弄一些莫名其妙的狗屁玩意儿！"

英丽学得惟妙惟肖，我们则哑然失笑。真不知道潘嫂子供职的跨国公司的那些白领，要是知道他们优雅迷人的财务总监女士破口大骂的样子，将会作何感想？

不过潘嫂子也是的，结婚这么多年，她老公是怎样的人，她难道到现在才看清楚吗？

潘校长的老家在新疆乌鲁木齐，他本科是在北京念的，那会儿就已经实施了诸项英雄壮举，其中一项就是放假骑自行车回家。各位看官，我没有写错，他放暑假回家不乘火车，把一辆永久牌自行车打足气，背上行囊横穿中国。

其间两次差点儿出事，一次是在陕西境内被抢劫，另一次是沿着准噶尔沙漠中的国道骑行，途中腹痛难忍，前后几百里却没有人烟。不过，他讲起这件事情的时候，最难忘的居然是他在戈壁滩上放航模，空旷的天与地，只有他的航模任意翱翔。"想不到最后引来一群老鹰，把我的航模给啄了下来！"

我说："潘校长这样的男人，怎么可能消停！不过，他多有才华呀！潘嫂子嫁给这么厉害的男人，其他方面嘛，就只好忍忍啰。"

"对呀。"英丽意味深长地笑着对我说，"刚才不还说嘛，这人啊，也跟看病一样，一层一层的，扒开表象，都是故事。你家老刘虽然不入你的法眼，但在别人眼里，他说不定也是刘校长呢！"

"对对！上个月我家有个浙江桐乡的亲戚找刘老师看病，刘老师问了两句就对我那个亲戚说，你们家以前一定是喝井水的，把我亲戚给震惊了！神了！"我斜了一眼小披风，这姑娘真没见过世面，她亲戚肯定是肾结石嘛。井水矿物质含量超标，这有啥神的？我也能！

"甲之蜜糖，乙之砒霜。就看你要当甲方还是乙方啰。"英丽笑着拍拍我。

"那为啥谁看丁阿毛都是蜜糖呢？"我不服气。

"这……"英丽刚想解释什么，她的手机响了。她抄起电话转过身，冲我们挤眼睛，"是小李飞刀！"

英丽这个电话有点儿长。

小披风喜形于色地说她赶紧回去做公众号了，复旦中山今天开设肿瘤心脏病学多学科联合门诊，中国肿瘤心脏病学网要头条发布！

小披风走的时候，差点儿又被椅子绊倒。我摇了摇头，把奚瑶妈妈的短信出示给二娘看，二娘唏嘘不已。接着，她也打开手机："蕾蕾，你还记得那个半脑壳人吗？"

-35- 一切皆有可能，懦夫从不启程

大概半年前，我在门诊看了一个盲人。

我们医院很大，从东院区门诊大楼到西院区门诊大楼，公交 49 路车要开一站路。因为地盘大建筑多，每年都号召大家动脑筋想点子，怎样才能让楼宇标志更加清楚，甚至有同事提议，在东西院区之间增设短驳班车，方便病人和家属，少走冤枉路。

所以，当得知朱梅隽独自一人拄着导盲棍从川沙来到我们医院看病时，我万分震惊。朱梅隽是二娘的病人，她右边大脑长了一个胶质瘤，要做术前心脏评估。胶质瘤是最常见的颅内恶性肿瘤，占颅脑肿瘤的 40% ~ 50%，很难根治。很多病人切除之后还会复发。

朱梅隽有将近十年高血压病史，二娘让她找我做心脏超声检查，免费给她加测三维半点追踪显像，因为胶质瘤手术之后还要进行放疗和化疗，以后还要随访心脏变化的。在这个联合门诊今天正式开诊之前，其实同事

们已经自发组合，对不少病人进行了多学科合作。

朱梅隽刚好 50 岁，虽然眼睛看不见，但梳洗得干净整洁，让人心生好感。

陶星宇怕她不方便，要扶她上检查床。

她说："不麻烦医生，我自己可以。"

她先把导盲棍靠在一进门的墙上，然后双手摸索到检查床，先把背包放在床畔，然后脱下鞋子，蹑手蹑脚躺下，撩起衣服露出胸部。

做完检查，小陶去分析数据的时候，我惋惜地问她："你从小就看不见吗？"

朱梅隽笑着摇头说："我生出来时眼睛是好的，六岁时在幼儿园被小朋友不小心用剪刀戳瞎了一只眼睛，后来另一只眼睛发生交感性眼炎，双目失明。"

朱梅隽后来上了盲人学校，又学了推拿和按摩。

"我一直自力更生的，我没吃过闲饭，程医生。"她挣工资养活自己，跟另外一个男盲人按摩师结了婚，儿子现在已经读研究生了，"我儿子眼睛好得很！到现在连眼镜都不戴！"

朱梅隽是第一次来我们医院看病，但在川沙，她自强不息的故事感动了很多人，一致推选她为市人大代表。她除了本职工作，还经常来市里开会议政，每次都自己往返。

朱梅隽跟我聊了几分钟，谈到她儿子的时候，她原本空洞的双眼神采奕奕。她说她这辈子最大的光荣就是生了一个好儿子，儿子从小听话乖巧，从三四岁就帮助爸爸妈妈做家务，上学从来不用父母操心，年年从学校拿奖状回家，大学毕业后考上了东华大学的研究生，还有一年就毕业了。

这些年来，她差不多忘记了很小的时候看到的世界是什么颜色。但是，如果有一线可能，她真想亲眼看看自己的儿子！

我被她的话语打动。当陶星宇拿着她的检测结果回到诊室，我看到她的测值卡在及格线上，心都揪了起来。朱梅隽的心功能处于正常范围的下限，虽然可以做手术，但能否承受放疗和化疗的影响，就不好说了。

盲人的感知能力是超强的。只是医生刹那间的停顿，她就察觉到了什么。她笑着露出一口白牙："我不怕！好多难的事情我都闯过了。不就是开刀嘛，开得好就好，开不好就算了！我就是想活到我儿子研究生毕业的那一天。"

朱梅隽给二娘和我都留下了极其深刻的印象，我们都关照她，以后再来复查，不用排队，我们会给她优先照顾。

过了两个月，我周三上午看心脏超声门诊，小陶帮忙打报告、维持秩序。小陶去了一趟卫生间，回来的时候，这个一米九的大个子进门神色慌张："程老师，门口有个半脑壳人！"

说着，朱梅隽的儿子推着轮椅进来了。朱梅隽上次跟我讲的话没有丝毫夸张，她的儿子谦恭有礼，照顾妈妈细致入微。但是，朱梅隽的情况十分不乐观，她在神经外科开完刀之后，状态急剧下降。她的胶质瘤手术原本想分两步走：第一次尽可能切除肿瘤，第二次在放疗和化疗的基础上，再进行颅骨重建。但是，走了第一步化疗之后，朱梅隽的心脏功能明显恶化，各项指标高居不下，神经外科无法采取后续措施。医院的空调太热了，她摘了帽子，脑袋的右侧几乎全部塌陷，触目惊心。

朱梅隽复查的结果令人嗟叹。

她虽然病情危重，但洞察力依然非常敏锐。她说："程医生，我是不是不行了？没关系，人总是要死的。你就告诉我，我能不能等到儿子研究生毕业？"

二娘竭尽所能给朱梅隽调整了治疗方案，那阵子我劝说二娘也开设了网上咨询。朱梅隽是她在网上接诊的第一个病人，当然，都是与朱梅隽的儿子进行交流。虽然大家想尽了办法，依然无法妙手回春，朱梅隽的心功能没有继续下降，但也达不到再次手术或者接受放化疗的程度。

两个星期前，二娘告诉朱梅隽的儿子，我们终于要开设肿瘤心脏病学多学科联合门诊了，让他到时候带上所有资料，我们再跟药师详细讨论，看看是否还能找出新办法。朱梅隽的儿子说，他一定会带妈妈来看病。

但是，就在昨天，在我们正式开设联合门诊的前一天，朱梅隽安静地走了。朱梅隽的儿子告知了二娘，在感谢我们救治他妈妈的同时，预祝我们的新门诊顺利成功。

二娘说完，我无言以对。

"蕾蕾，我已经想好了，我会一直做下去的，就算为了朱梅隽这样的病人。"二娘关上手机，"我想了一个思路，不少文献报道肿瘤病人化疗之后心电图异常。这些心电图 QT 时间延长的病人，后来心血管死亡率是明显增加的。如果把我们医院这几年恶性肿瘤病人的心电图重新分析，你说，会不会有新发现？我们复旦中山有那么大的样本量，统计数据一定能够说明问题！"

"太好了！"

二娘对电生理特别有研究，再加上二十多年丰富的临床经验，只要她动手做，一定会得出结果！

我说："我们先讨论一下计划，有什么需要我做的，赴汤蹈火，在所不辞！"

"嘿嘿，要做的话，工作量肯定不小，你辞也没用，肯定要拉你一起干。"二娘拉起我的手，"这几天我一直在思考，这二十年好像每天也都忙忙碌碌，但为啥就落后了呢？我觉得还是执行力的问题。"

二娘当时以优异的成绩毕业，留在中山心内科，她这样的优等生怎么会让自己荒废学业呢？但是，工作之后每天身不由己，白天忙到散开骨架，回家之后还要辅导孩子、照顾老人，每天晚上做完家事往往都要到十点钟，眼睛都无法睁开。她不是不想在专业上继续精进，但看文献、写论文哪一桩不需要大量时间和精力？她总是想，等蓁蓁再大一些、等老人的身体康复一些、等老赵的工作再拔高一些，她就着手做自己的事情。

"可是这一等，就是二十年。"二娘说，"我终于想通了，家事是没办法结束的，旧的没完，新的又来，永远不会等到世界清净，让我专门做自己的事情的那一天的。所以，择日不如撞日，我今天就去心电图室看一下！"

二娘讲得太好了。我也问过很多跟我们差不多年龄的中年妇女，没有哪一个不焦虑着急的。中年妇女的本质就是诸事缠身的综合体，谁也不可能清净。想做事绝对不能等，不可能等到天时地利人和的那一天，只能从现在开始争取。只要杜绝拖延症，一切皆有可能。就好比我一直教训陶星宇，医学一定要动手才有收获，别管书看了几页，有病人，你先冲上去看，只有不断在实践中发现问题，这件事才能做得下去！

二娘不愧是我们上医的优等生，只要她发威，论文会有的，课题也会有的，一切都会有的！

二娘讲完自己，接下去问我："还有两个月就要中考啦？"

我听了再次头大："就是！可是 Happy 最近成绩不行啊，她还非要每天晚上弹吉他！"

"弹吉他怎么了？你以前还不是每天躲在宿舍里看小说？"英丽打完电话了，搂着二娘说，"小李飞刀太有效率了，已经把大理的在线继续教育平台方案设计好了，现在就等赵大工程师出马了。我们趁热打铁，这个星期就得动工。你也别等到下班回家了，待会儿先给老赵打个电话！"

"好嘞！我还指望老赵焕发第二春，给蓁蓁挣钱在美国读医学院呢！"

然后，英丽转向我："蕾蕾，刚才 Happy 弹吉他的事我都听到了。要依我说，她喜欢弹就让她弹。你不管她，她也会长大成人。你知道你为啥这么焦虑吗？因为你总是想让她按照你的想法去做。但是，可能吗？以后世界会变成怎样，你能预料吗？多一个爱好，说不定哪天 Happy 出奇制胜！"

我刚想辩解无论以后世界变成啥样，孩子也得上个好学校。

英丽根本不容我插话："你就想想你自己当年是怎样留在中山的，难道是靠每天死读书吗？"

英丽说得我哑口无言。

是啊，时光回溯到二十多年前，我也没有循规蹈矩，也不是成绩最好的学生。

-36- 种一棵树最好的时间是十年前，其次是现在

　　二十多年前，我们即将大学毕业。英丽全力以赴准备考研，二娘成绩突出，全年级总评名列第二，留在中山心内科毫无悬念。只有我不上不下，为了毕业去向头大如斗。

　　按理说，年级第二十二名这个成绩不算太差，但那时候工作安排靠分配，作为一个外地女生，这个成绩就比较尴尬了，想留在中山相对困难。无奈之下，我打印了一沓求职简历四处投递。老刘（彼时还是小刘）同学对我恨铁不成钢，说："谁让你天天看小说，现在着急了吧？"

　　我心里很彷徨，但嘴上依然很硬："我看小说咋啦？我还写小说呢！"这是事实。我是上医一片严谨刻苦的学风中不折不扣的异类，同学们每天晚上熄灯之后在宿舍偷偷拧开应急灯继续攻读。我呢，晚自习上到九点就回寝室码字玩，床上床下堆着全套金庸的小说，还有三毛以及席慕容的。

　　读而优则写，当二娘她们热烈讨论何杰金氏与非何杰金氏淋巴瘤的病

理分型的时候，我忙着写散文、写小说到处投稿。一个医学生，最光辉的记忆是上大学的时候稿费最多一个月拿了四百块，后来实习去红房子医院骑的绿色凤凰牌自行车是我自己买的，没用家里寄的生活费。

可是，医院谁会看那些在报刊上发表的豆腐块文章。老刘比我还着急，因为如果我不能顺利毕业工作，没准儿他未来的丈母娘会让他心爱的女朋友打道回府返回老家上班。所以，他绞尽脑汁，说："程蕾蕾，你要不去心脏超声科投下简历？他们科沈主任的办公室地址，我已经打听好了。"

我说："我不去。中山心超全国闻名，大家都知道沈学东主任只要男生。"

老刘对我骂不得打不得："你去一下又怎样？大不了人家不要你，又不用花钱。"

在老刘的再三怂恿之下，我重新梳了梳头发，手指捏着一张简历，站到了 9 号楼 210 门口。我又踌躇又害怕，老刘从走廊边上探头探脑地冲我使劲摆手，我回头看了他三遍，总算鼓足勇气敲门。

沈老师开门了。他那时候就是我现在的年纪，但是头发早早白了许多。

上海市心血管病研究所的同事都知道，沈学东教授是个两耳不闻窗外事一心只读学术书的纯粹学者，门口忽然冒出一个没有预约过的小姑娘，他相当纳闷。

既来之，则安之，我挺起胸膛豁出去了！

"沈老师，我是今年临床医学系毕业的程蕾蕾，我想留在这里工作。"

沈老师的思路大概还没从刚才阅读的论文中扭转过来："哦哦，不过，我们科不接收本科生实习的。"

"我知道！"剑已出鞘，怎能回头，"我不是来这里实习的，我是想马上毕业留在您的科室上班。"说着，我硬把简历塞到沈老师手里。

虽然我是硬着头皮，但沈老师貌似也没见过这种架势，要知道那可是二十多年前，而且故事场景发生在素以规范到古板著称的上海中山医院。

"我们科从前年开始，已经不收本科生了，而且，我希望多点男生。"沈老师实话实说，但架不住我一直使劲塞，迫不得已只好接过我的简历。

"嗯嗯，没关系，麻烦您看一下！"我马上自己顺着台阶下来，原本就没抱什么希望，如果不是老刘催促，我才不来呢，尴尬癌犯到极点了！

沈老师收了简历，接下去实在没啥可做的了，我继续跑去枫林路对面儿科医院值班。

那个夜班超级忙碌，半夜连续给五个宝宝穿了血气，第二天出夜休我早饭都没吃，回到中山医院七号楼宿舍倒头就睡。

还没睡着呢，二娘拉我起来："蕾蕾，走廊分机有你的电话。"

我们宿舍南北两排，当中的走廊有个医院电话分机，但我很少用，更别提有人打这个电话找我了。

我衣冠不整地跑到走廊里，拎起电话气势如虹："喂，谁呀？"

"我是沈学东医生。"

"哪个医生?!"我一边拽拉睡裤，一边大声问。分机大多通话质量差，而且还是学生宿舍，大家都懂的。

我敬爱的沈老师在电话那端努力提高嗓门儿："我是沈学东医生，你不是要来工作吗？来吧！"

哐当！电话从我手里摔落砸地，我放弃了松松垮垮的睡裤，手忙脚乱地捡起电话："沈老师，我马上就过去！"

这就是我不可思议的求职经历。

后来，我问沈老师，为啥他会答应我。沈老师用他特有的口气慢吞吞地说："你简历上不是写了大学阶段发表了四十几篇文章？我们中山心超的医生不但要会看病人，也要会做科研，笔头功夫很重要。年级第一名年年有，会写小说的上医学生不把你招了，下次不知道什么时候才能碰上。"

好吧！我看着英丽缴械投降。

那次去药库跟英丽聊新门诊的时候，她就说，教育孩子不能只按照我们当老妈的意见，不妨多想想自己是怎么过来的。我当时完全赞同她的观点，但没想到她今天用这个办法将了我的军。

"所以，小蓓暂时找不到补课老师，我其实没那么着急。最重要的还是培养小孩子的能力，愿意做事，喜欢做事，像王姗姗那个姑娘一样。"英丽说，"蕾蕾，我们从老家来上海上大学的时候，你能想到我们现在是这个样子吗？"

我说："当然没有。我跟老刘毕业的时候，晚上站在三号楼三楼的平台上，看着万家灯火明灭闪亮，那时候觉得能在这个地方拥有一间十平方米的亭子间就非常满足了。"

"但是一个喜欢写小说的医生后来不但买了大房子，今天还带领我们开了一个史无前例的新门诊。"英丽对我开玩笑。

"但说真的，我确实从来没想过自己要做这件事。我一开始随访病人，就是想写点论文晋升职称。"我老老实实地对英丽说。

"我知道，但是你做了，事情就开始了。"英丽说，"其实我也是。"

很多时候，我们会觉得目标或理想非常远大。但再宏伟的目标，也可以拆分成力所能及的事情，分布到每一天。只要珍惜光阴，制定时间节点，坚持不懈，最终就能抵达原先可望而不可即的终点。或许在启动的时候，觉得自己做的都是琐事，但时间会给出答案。

英丽能走到今天这一步，也是相当不容易的。那天，靠在药库朝南的窗户边，英丽说，她第一次流产不是意外，而是那天跟丁阿毛吵架吵到很晚，她一怒之下摔门出走，穿着睡衣在门口的街道走了四五个来回。丁阿毛找到她的时候，她面色惨白，腹痛不已。

我大吃一惊："你们为啥吵架？"

英丽笑着摇摇头："已经记不得了。"

夫妻原本是两个独立的个体，结婚之后生活在同一个屋檐下，尤其英丽还跟公公婆婆同住，日常摩擦不可避免。个性强烈的英丽结婚之后，过得并不像我们想象当中那么光鲜。

"那……孩子掉了，你恨丁阿毛吗？"

"当然恨！"英丽说，那段时间她后悔死了，不应该嫁给丁阿毛，如果是李学长，肯定不会这样对待她。

"但是，我过来了。"

与其说英丽后来能够客观地看待问题，不如说生活给出了答案。小蓓出世，工作繁重，妈妈和弟弟接二连三生病手术，她忙完这件事，马上又来那件事。优渥的经济条件能解决一部分问题，但解决不了全部。丁阿毛跳槽之后，工作压力大到无与伦比，每天早上起床，手一摸一把掉落的头发。

"大家都有压力，他不是故意的。"

但最终让英丽内心敞亮的，还是她与丁阿毛开始一起做事。对接医院电子病历的网络问诊平台是他们协商过很多次之后得出的结果，虽然这个项目在我们医院刚刚启动，但投资公司已经准备了好几年。在磨合项目的过程中，"我真正觉得丁阿毛挺好的"。

我说："那当然，认真做事的男人最性感嘛。"

"那你还抱怨老刘成天开刀不回家？"

现在，英丽又拿这茬堵我的嘴："别焦虑，你就是啥都不管，Happy 也会考上不错的高中。谁让她有个好爸爸，不但会开刀，还能帮老婆找工作！"

二娘哈哈大笑。

英丽不给我回嘴的机会："大家边走边说吧，再晚了食堂关门啦！"

我们医院的长廊四通八达，连通全院所有建筑，主要是为了方便病人和家属无论什么天气都能在温度适宜的长廊里顺利通行。

四月，阳光明媚，透明的长廊映照着日光，西院区的中心绿地草坪青翠欲滴，古色古香的小亭子里坐着两个病人，还有三五个病人和家属在穿行草坪当中的小径上弯腰欣赏游鱼嬉戏。

走在医院长廊上，英丽挽着我："蕾蕾，我小的时候，有一次被我妈骂，气得从家里跑到附近的一个土山上不想回去。那个土山下面有防空洞，我知道有个入口，但从来没有进去过。我在山上坐了一会儿，下雨了，我怕衣服淋湿了回家我妈骂得更厉害，就钻进了防空洞。没想到防空洞里面很大，墙壁和拱顶都是砖头码起来的，十分宽敞。雨下了之后一直不停，我就往防空洞里走去，没想到里面有好几个岔路，走了一会儿之后，越来越黑，但是我却找不到之前进来时的路了。"

我抬头看英丽："后来呢？"

"后来，我就蹲在地上。四周静悄悄的，什么人也没有，什么东西也没有。我哭了很久，然后意识到这里只有我自己，不会有别人。"

"然后呢？"英丽当然后来安然无恙，但听到一个很小的姑娘孤独地在防空洞里迷失，我的心还是悬了起来。

"然后，我擦干眼泪，使劲分辨光线的方向，走几步重新看光线，再走几步再观察，总算在一个岔路的地方看到防空洞的墙上有一个洞。我高兴得要命，赶紧在地上找散落的砖头和垃圾堆起来，再站上去，总算能够到那个洞。但洞太小了，我就用手拼命扒，最后硬是从那个洞钻了出去。"

"好险！"我拍拍胸口，"还好你爬出来了，否则丁阿毛就没老婆了。"

"要是没有我，他自然也会找到老婆。"英丽笑着说，"我爬出去之后，天也快黑了，我就回家了。我妈居然没有骂我把身上搞得一塌糊涂，也没有人追问我那天究竟发生了什么。"

我停住脚步："英丽，我懂你的意思了。"

"我们终究要为自己拿主意。虽然年近半百，但还有一半人生呢！怕什么，想做的事情，我们一起去完成。"英丽微微一笑，重新挽紧我，"种一棵树最好的时间是十年前，其次就是现在喽。"

"就是！"二娘挽紧了我们，"他强由他强，清风拂山岗；他横由他横，明月照大江……"

一直在路上

肿瘤心脏病学到底有多酷，非要写本故事书？

除了在专业上我有太多的心里话要说之外，对文字的喜欢是另一个重要原因。

我是一个热爱码字的医生，不管面对怎样的艰难险阻，也无法割舍对于写作的热情。除了对文字的执拗执着之外，写作的过程，也是自我梳理、重新出发的过程。

作为一名身兼数职的中年妇女，我有一个身份凌驾在一切之上，那就是必须努力当好 Happy 的老妈。Happy 是第一次来到这个世界，我也是头一回当妈，我俩都在不断摸索。通过这十几年来的切身实践，我觉得"女人要努力平衡家庭与工作"纯粹是一句鬼话。工作和家庭都需要倾注全部时间和热忱，其实根本无法兼顾。就好比我们经常遇到的心律失常疾病慢快综合征，很多时候是无解的。

心脏不停跳动，是因为自带发电机——窦房结。慢快综合征是病态窦房结综合征的一个亚型，主要表现为既有心跳变慢和停跳，又有各种不同程度的心跳加快。因为两者之间存在冲突，华佗在世也很难用药，病人往往理解为"我的心脏没药可吃"。这种看法并非完全错误，但是，没药可吃并不意味着无法救治。

慢快综合征病人，可以采取经心导管射频消融手术和起搏器植入术进行治疗。

而对于一个中年妇女，能够教给孩子的，其实是作为父母，我们如何面对生活的态度。每个孩子长大之后，都能在他们的身上看到家长的影子。

人生过半之际，每天在医院看尽世间冷暖，我觉得对于女人，从来没有中间状态。要么百尺竿头更进一步，要么无所事事着眼琐事。如果你觉得一个中年妇女鲜衣怒马心闲气定，千万不要以为她能纤纤素手诸事摆平，而是你没有看到她夜以继日负重前行。

每个人都是一个原点，可以朝里折叠，也可以向外打开。我这个中年妇女从历练中得到的一点小智慧就是，即便每天不停地做家务，女人也应该拥有自己的世界观，爱自己喜欢的人，做自己喜欢的事。

所以，Happy，妈妈去做了，妈妈和阿姨叔叔们在没有任何参照体系的情况下，一起开设了这样一个新门诊，让每个病人在挂号的时候将信将疑，但看过病之后没有一个不赞叹感激。人终其一生，应该不断尝试新鲜事物。只要努力，一定会有回报。哪怕是一个再普通不过的人，哪怕终其一生只做了一件淹没在时间长河里的微不足道的小事。

开设这个新门诊，我们并没有获得额外的酬劳。但是，在解决一个又一个问题的过程中，妈妈和阿姨们跳出了条框局限，让自己获得了一种焕然一新的打开方式，向辽阔庞杂的更高维度勇敢地张开双臂。女人年过四十，依然可以攻城略地、纵横四海。

但是，这种向外打开的生活方式，很可能要经历更多惊涛骇浪，承受更多挫折磨难。然而，生命原本就是一趟漂流，每个人都希望将一生的路程变成令自己最终心安理得的奇幻旅程。

最后，作为一个在看病间隙不停码字的中年女医生，老妈最感谢的就是你，Happy。你老妈有很多缺陷，但是每次只要想到她是 Happy 的妈妈，都会情不自禁面露微笑。你的存在，是她能够感知到的最高级的动力和爱。在你即将面临中考之际，你的老妈没有选择停止她自己的脚步，她不但继续去做了应该做的事情，而且还一如既往地写着她喜欢写的故事。只是因为，这一切她都很喜欢。而且，她坚信你以后会明白。

这本书是一个每天忙到脚不沾地的医生妈妈的记叙文，以此献给我的 Happy、我的其他家人、我的同事、我的病人，还有一直诲我不倦的陈村老师以及我苛刻聒噪的编辑老师。

这本书，虽然文字仓促写就，但是故事刻骨铭心。因为，这些话语，我不吐不快。

程蕾蕾

肿瘤治疗常见药物及放疗相关心脏毒性表

抗肿瘤药物	可能发生的心脏毒性	特别提醒
蒽环类药物		
阿霉素，柔红霉素，表阿霉素，去甲氧柔红霉素，米托蒽醌	心律失常，心肌病，心力衰竭	随着药物剂量增大心脏毒性风险增大；既往有心血管危险因素及心血管疾病者心脏毒性风险增大；与其他抗肿瘤药物譬如曲妥珠单抗或者放疗联合时，心脏毒性风险增大
紫杉醇类药物		
紫杉醇	心律失常，心肌缺血	与蒽环类药物联合使用时心脏毒性风险增大
烷化剂和烷化剂类似物		
环磷酰胺	心包炎，心律失常	大剂量使用时应注意监测心血管并发症
顺铂，卡铂，奥沙利铂	动脉血管痉挛，高血压	
抗代谢药物		
5-氟尿嘧啶，卡培他滨	冠状动脉痉挛，心肌缺血，心肌梗死，心电图改变，猝死	
单克隆抗体		
贝伐单抗	高血压，心肌病，心力衰竭，血栓	
曲妥珠单抗	心肌病，心力衰竭	与蒽环类药物联合使用时心肌病及心力衰竭的风险增加；病人合并有高血压、肥胖或者心功能欠佳者需要格外注意心血管风险

帕妥珠单抗	心肌病，心力衰竭	
蛋白酶体抑制剂		
硼替佐米	心肌病，心力衰竭及浮肿	
卡非唑米	心肌病，心力衰竭及浮肿	
小分子酪氨酸激酶抑制剂		
舒尼替尼	高血压，心肌病，心力衰竭，血栓形成	
索拉非尼	高血压，心肌病，心肌缺血，血栓形成	
伊马替尼	心肌病，水肿，心包积液	
尼洛替尼	外周血管疾病与缺血性心脏病	
帕纳替尼	外周血管疾病与缺血性心脏病	
达沙替尼	肺动脉高压，心包积液	
免疫调节剂		
沙利度胺	水肿，血栓形成，心律失常	
来那度胺	水肿，血栓形成，心律失常	
免疫检查点抑制剂	心肌炎	
雄激素阻断疗法		
亮丙瑞林，戈舍瑞林，曲普瑞林，氟他胺，比卡鲁胺	代谢综合征，心肌缺血，冠心病	
雌激素受体调节剂		
他莫昔芬	血栓形成	影响血脂
芳香化酶抑制剂（阿那曲唑，来曲唑，依西美坦）	高胆固醇血症，高血压，心律失常，心脏瓣膜病，心包炎	
放疗		
	心脏瓣膜病，心包疾病，血管病，心肌缺血，冠心病，心肌病，心力衰竭	心血管并发症发生时间通常比较晚，早期应注意监测，加强随访

关注叙事医学品牌知是派

免费获取作者独家精品课

《为父母准备的心脏健康课》